조선일보 신문 기사를 활용한 매일 10분 두뇌 훈련 프로그램

치매 예방에 도움을 주는 뇌 건강 노트 2

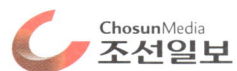

<뇌 건강 노트>가 치매 예방에 왜 도움이 될까?

헬스조선   2018년 11월 14일자

"머리 쓰는 인지 활동 열심히 하세요. 치매 위험 줄어듭니다"

4대 치매 예방법은 읽고, 쓰고, 말하고, 새로운 것을 경험하는 것이다. 평생 인지활동을 해야 한다는 것을 기억해야 한다. 이를 위해 평생학습관 등에 가서 역사, 문학, 미술, 무용 같은 수업을 들으면 좋다. 새로운 것을 배우는 것은 인지를 자극하는 일이다. 글씨를 읽고 쓰기 위해서는 '신문 일기'를 추천한다. 일반적인 일기는 별 도움이 안 된다. 평소 생활이 비슷해 내용이 비슷할 수밖에 없기 때문이다. 신문에서 기사 한 꼭지를 정해 3번 정독한 다음에 방금 읽었던 것을 기억해 육하원칙에 따라 다시 써보면 좋다. 기억이 안 난다면 비워두고 다시 신문을 읽은 다음에 쓰면 된다. 이런 신문일기를 주 3회 이상하면 인지 자극에 큰 도움이 된다. (중략)

이대서울병원 신경과 정지향 교수

조선일보   2013년 6월 24일자

"내가 치매면… 취침 전 신문記事 5개 떠올리고 日記쓰며 악화 막겠다"

(중략) 치매를 가족에게 알리지 않을 경우, 가족 간 갈등으로 이어지는 경우가 많다. 서울아산병원 김성윤 교수는 "아무것도 모르는 가족은 치매에 걸린 내가 게을러졌다, 이상해졌다, 성격이 나빠졌다고 오해 할 수 있다"며 "가족과 함께 치매를 이겨내기 위해서라도 치매 확진을 받은 직후 가족에게 내 상황을 설명해 환자인 나를 이해할 수 있도록 하겠다"고 말한다.

그렇다면 치매 확진 판정을 받고 가족에게 알린 뒤에는 어떻게 해야 할까. 김성윤 교수는 "만약 내가 치매 확인 판정을 받았다면 치료를 위해 30퍼센트는 약에 의존하고 70퍼센트는 약 이외의 해결법에 치중할 것이다"며 "뇌세포가 자극되도록 자주 모임에 나가고, 잠들기 전에 오늘 신문에 뭐가 있었는지 5개만 떠올려 볼 것이다"고 말한다.

서울아산병원 정신건강의학과 김성윤 교수

조선일보   2018년 1월 2일자

"신문 요약은 좌뇌에, 내비게이션 없이 운전은 우뇌에 좋아"

운동을 하면 근력이 좋아지는 것과 마찬가지로 뇌를 많이 쓰면 나이가 들어도 뇌 기능이 향상된다. 훈련을 통해 뇌세포 활동이 많아지면, 뇌세포에서 나뭇가지처럼 뻗어 있는 수상돌기들이 풍부하게 자란다. 이 수상돌기를 통한 정보 전달이 촉진되고 새로운 신경망이 형성되어 뇌 기능이 좋아진다. 나이 든 자체가 치매 근본 원인이 아니다. 뇌를 얼마나 사용하며 살았느냐에 따라 뇌 기능은 얼마든지 달라진다.

왼쪽 뇌는 말하고, 읽고, 쓰는 언어적 능력과 계산을 주로 맡는다. 왼쪽 뇌를 자극하려면 매일 한자를 공부하거나 외국어(일본어, 영어, 중국어 등)를 몇 문장씩 외우면 좋다. 전화번호를 외워서 말로 숫자를 중얼거리는 언어적 암기를 하면 왼쪽 뇌가 활성화된다. 아이들 같지만 끝말잇기와 반대말 찾기도 왼쪽 뇌에 좋다. 간단한 계산은 암산으로 하고 스도쿠 같은 숫자 게임도 괜찮다. 저녁에 하루 동안 있었던 일을 메모하거나, 일주일 간격으로 어떤 일을 했는지 떠올리고 맞춰보는 주간 기록 습관을 들이면 왼쪽 뇌 건강은 걱정없다. (중략)

강남세브란스병원 신경과 조한나 교수

치매 자가진단 체크 리스트

문항을 읽고 자신의 행동이나 생각과 일치하는 것에 ✔표시를 하세요.
회색으로 표시한 문항은 2점, 나머지 문항은 1점으로 계산하세요.

✔	자가 진단 항목
	건망증이 있습니까?
	그렇다면 몇 년 전보다 더 악화되었습니까?
	하루에 같은 질문이나 말 또는 이야기를 반복합니까?
	약속을 잘 잊어버립니까?
	물건을 엉뚱한 곳에 놓는 일이 한 달에 1회 이상입니까?
	그 물건을 찾지 못해 누군가 감추었거나 훔쳤다고 의심합니까?
	요일, 날짜, 월, 년도를 잊거나 날짜를 1회 이상 확인합니까?
	낯선 장소에서 방향 감각을 잃곤 합니까?
	외출했을 때 혹은 여행 중에 당황한 태도를 보입니까?
	잔돈을 계산하거나 돈을 취급할 때 곤란한 경우가 있습니까?
	청구서를 지불하거나 돈을 결제할 때 실수한 경우가 있습니까?
	약을 먹었는지 아닌지를 모를 때가 있습니까?
	운전을 못 하거나 누군가가 운전하는 모습을 옆에서 보면 걱정합니까?
	핸드폰, 리모컨, 전자레인지 같은 기기 사용에 문제가 있습니까?
	집안일을 수행하지 못하는 경우가 있습니까?
	골프, 춤, 운동, 수예 같은 취미 활동을 줄이거나 그만뒀습니까?
	자신이 사는 동네처럼 낯익은 환경에서 길을 잃은 적이 있습니까?
	방향 감각이 저하되고 있습니까?
	단어를 잘 기억해내지 못합니까?
	가족이나 친구의 이름을 혼동하는 경우가 있습니까?
	낯익은 사람을 잘 알아보지 못합니까?

- **4점 이하** 기억력에 문제가 없습니다. 그러나 자가진단으로 뇌의 기능을 완벽히 파악할 수 없으니 자주 깜박한다면 병원을 방문하세요.
- **5~14점** 경도인지장애를 의심해야 합니다. 치매를 예방할 수 있는 마지막 단계이므로 전문적인 검사를 받고 의료진과 상담하세요.
- **15점 이상** 알츠하이머성 치매를 의심해야 합니다. 원인을 파악해 치료한다면 충분히 일상생활이 가능하므로 치료를 시작하세요.

출처 : 미국 배너 선 보건연구소 Banner Sun Health Research Institute

<뇌 건강 노트> 구성 및 효과

이 노트는 뇌를 효율적으로 단련하고 치매를 예방하기 위한 주 5회 학습으로 구성됐습니다.
9주 동안 꾸준히 뇌 운동을 해보세요.

1일차 건강 기사 요약하기

헬스조선 인기 연재 칼럼 '소소한 건강 상식'을 읽고 요약합니다. 일상 속 재미있는 건강 상식을 익히고 기사의 핵심 메시지를 요약하는 과정을 통해 주의 집중력을 높이고 뇌를 단련할 수 있습니다.

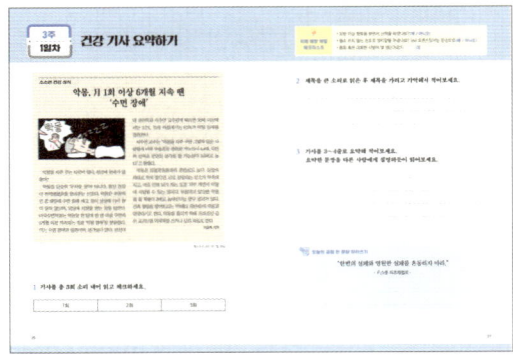

2일차 뇌 훈련 게임 : 십자말풀이

낱말 맞히기를 자주 하면 뇌 인지 기능이 향상된다는 연구 결과가 있습니다. 문법 추론이나 단기 기억력 같은 뇌 기능이 단련되기 때문입니다. 다양한 주제의 십자말풀이를 풀어보세요. 초성 힌트가 있어 스트레스 없이 퀴즈를 풀 수 있습니다.

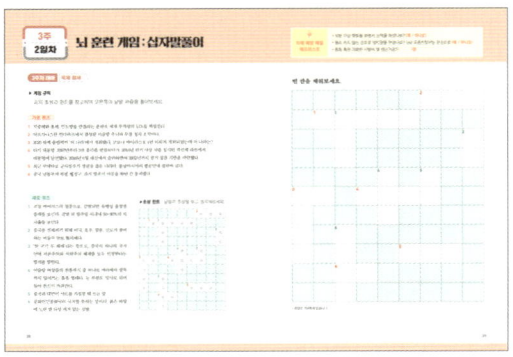

3일차 뇌 훈련 게임 : 스도쿠

숫자 퍼즐인 스도쿠를 풀어보세요. 논리력, 집중력, 추리력이 향상되며 뇌를 골고루 자극해줍니다. 6×6 스도쿠 두 문제, 9×9 스도쿠 두 문제씩 마련해 난이도 별로 풀어볼 수 있습니다.

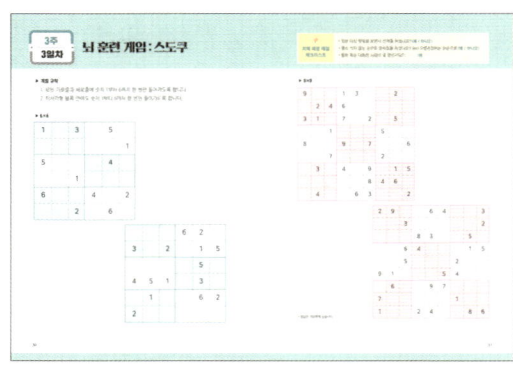

4일차 — 영어 한 문장·고사성어 쓰기

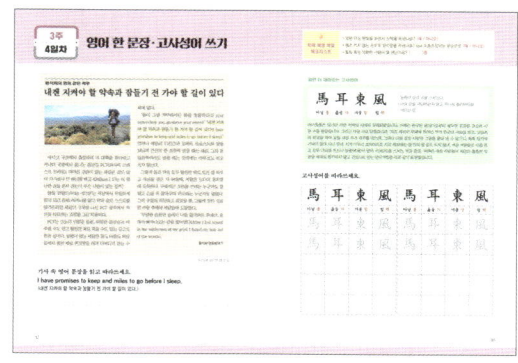

외국어를 공부하면 기억력 유지, 치매 발병 저하, 다양한 문화 경험의 1석 3조 효과가 있습니다. 조선일보에 인기리에 연재되고 있는 황석희 번역가의 '영화 같은 하루' 칼럼과 매주 1회 발행되는 '맛있는 한자'에 소개된 고사성어로 뇌를 단련해보세요.

5일차 — 신문 칼럼 양손으로 베껴 쓰기

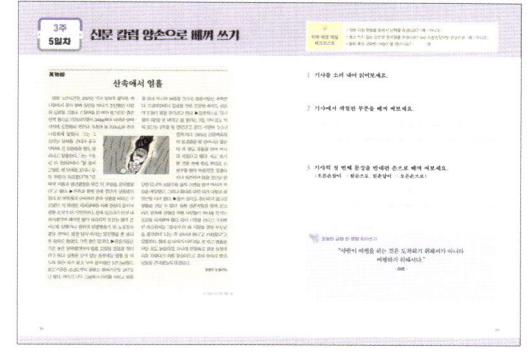

1956년부터 조선일보에 연재된 인기 칼럼 '만물상'은 정치, 경제, 사회, 문화 분야에 전문 소양을 갖춘 조선일보 논설위원이 쓴 칼럼입니다. 칼럼의 주요 문장을 양손으로 베껴 써봅니다. 양손을 사용하는 과정을 통해 뇌가 유연해집니다.

쉬어가기 — 백년 습관·색칠 공부

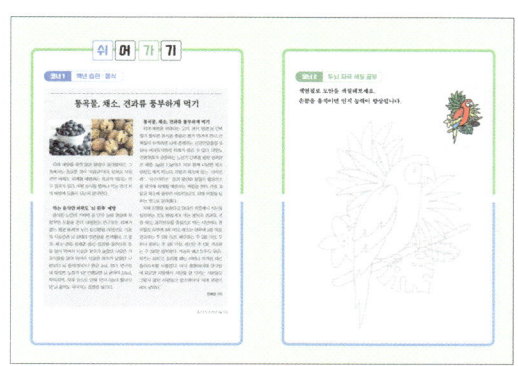

좋은 습관이 건강한 노후를 만듭니다. 치매 예방에 도움을 주는 식습관, 운동 습관, 긍정적인 인간관계에 대한 기사를 소개합니다. 손끝을 움직여 인지 능력을 향상시키는 색칠 공부 코너도 마련했습니다.

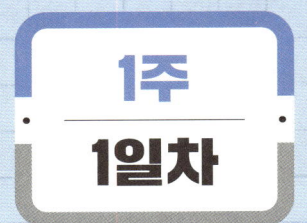

건강 기사 요약하기

소소한 건강 상식

쇠고기는 육회 먹는데 돼지는 왜 익혀 먹을까

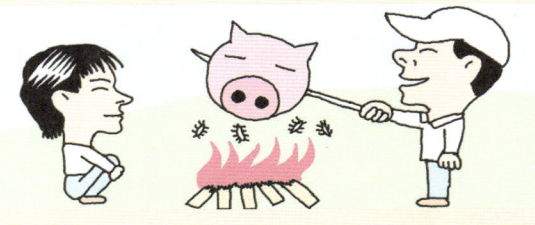

흔히 돼지고기는 속까지 익혀 먹으라고 한다. 쇠고기는 육회로도 먹는데, 돼지고기는 왜 완전히 익혀야 할까?

돼지 근육에는 기생충인 유구조충이 있을 수 있기 때문이다. 덜 익히면 이 기생충이 사람에게 들어와 소장에 기생한다. 기생충 알이 소장 벽을 뚫고 혈액으로 침입, 뇌의 중추신경계까지 감염시킨다. 가톨릭의대 미생물학교실 백순영 명예교수는 "이를 '신경낭미충증'이라고 하고 발작, 두통, 뇌신경 마비 등이 나타날 수 있다"고 말했다.

쇠고기라고 해서 기생충 감염 위험이 아예 없는 것도 아니다. 위생에 따라 감염 위험이 있을 수 있으며, 특히 쇠고기 패티는 충분히 익혀 먹지 않으면 대장균이 만들어낸 독소로 '햄버거병(용혈성 요독 증후군)'에 걸릴 수 있다. 식품 안전을 생각한다면 소나 돼지나 익혀 먹어야 한다.

주로 돼지만 기생충 감염 보고가 있는데, 이에 대해 백순영 명예교수는 "소는 풀만 먹는 초식동물이지만, 돼지는 잡식동물이기 때문"이라며 "그러나 돼지도 최근에는 사료를 주로 먹기 때문에 기생충 감염 위험이 높지 않다"고 말했다.

이금숙 기자

헬스조선 2020년 10월 16일

1 기사를 총 3회 소리 내어 읽고 체크하세요.

1회	2회	3회

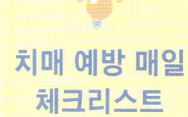

치매 예방 매일 체크리스트
- 30분 이상 햇빛을 보면서 산책을 하셨나요? **(예 / 아니오)**
- 평소 쓰지 않는 손으로 양치질을 하셨나요? (ex) 오른손잡이는 왼손으로 **(예 / 아니오)**
- 통화 혹은 대화한 사람이 몇 명인가요? (   )명

2 제목을 큰 소리로 읽은 후 제목을 가리고 기억해서 적어보세요.

---

3 기사를 3~4줄로 요약해 적어보세요.
요약한 문장을 다른 사람에게 설명하듯이 읽어보세요.

📝 오늘의 긍정 한 문장 따라쓰기

"언제나 현재에 집중할 수 있다면 행복할 것이다."

• 파울로 코엘료 •

1주 2일차 뇌 훈련 게임 : 십자말풀이

1주차 테마 | 코로나 바이러스

▶ **게임 규칙**
표의 초성과 힌트를 참고하여 오른쪽의 낱말 퍼즐을 풀어보세요.

가로 퀴즈

1. 영국의 제약사로, 코로나 바이러스 백신을 만들기도 했다.
2. 동일한 바이러스나 세균에 감염된 다른 사람보다 특히 많은 2차 감염자를 발생시키는 개인.
3. 접촉을 뜻하는 콘택트(contact)에 부정·반대를 뜻하는 언(un)을 붙인 신조어.
4. 원동기를 장치하여 바퀴가 돌아가게 한 이륜자동차다. 주로 이것을 활용해 배달을 한다.
5. 코로나 바이러스 유행에 따른 사회적 □□□□와 재택근무 확대로 집에 머무는 시간이 길어지면서 반려동물을 키우는 사람들이 늘었다.
6. 의욕 저하와 우울감을 느끼는 병으로, 심리 상담을 받기도 한다.

세로 퀴즈

1. 병균과 먼지를 막기 위해 코와 입을 가리는 물건.
2. 정해진 백신 접종 횟수를 마치고 2주간의 항체 생성 기간이 지난 후에도 감염되는 경우.
3. 비말이라고도 부르며, 재채기를 할 때 나온다.
4. 사무실에 출근하지 않고 자택에서 통신수단 등을 이용해 회사 일을 하는 것을 말한다.

▶ **초성 힌트** : 낱말의 초성을 보고 생각해보세요.

		1 ㅁ					
1	ㅇ	ㅅ	ㅌ	ㄹ	ㅈ	ㄴ	ㅋ
		ㅋ					
				2 ㄷ		4 ㅊ	
2	ㅅ	ㅍ	ㅈ	ㅍ	ㅈ	3 ㅇ	ㅌ	ㅌ
				ㄱ		ㄱ	
				ㅇ		ㅁ	
		3 ㅊ	4 ㅇ	ㅌ	ㅂ	ㅇ	
		ㅂ					
6 ㅇ	ㅇ	ㅈ		5 ㄱ	ㄹ	ㄷ	ㄱ

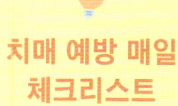

치매 예방 매일 체크리스트

- 30분 이상 햇빛을 보면서 산책을 하셨나요? **(예 / 아니오)**
- 평소 쓰지 않는 손으로 양치질을 하셨나요? (ex) 오른손잡이는 왼손으로 **(예 / 아니오)**
- 통화 혹은 대화한 사람이 몇 명인가요? (   )명

빈 칸을 채워보세요.

	1					
1						
			2			4
2					3	
	3		4			
6				5		

* 정답은 104쪽에 있습니다.

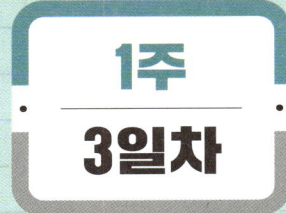

뇌 훈련 게임 : 스도쿠

▶ **게임 규칙**
1. 모든 가로줄과 세로줄에 숫자 1부터 6까지 한 번만 들어가도록 합니다.
2. 직사각형 블록 안에도 숫자 1부터 6까지 한 번만 들어가도록 합니다.

▶ 6×6

5			3		2
4	3	2	5		1
		4	6	1	
	1		4		
2			1	5	
				3	

			5		4
2	5				
				4	3
	1				
				6	1
	6	2		3	

치매 예방 매일 체크리스트	• 30분 이상 햇빛을 보면서 산책을 하셨나요? **(예 / 아니오)**
	• 평소 쓰지 않는 손으로 양치질을 하셨나요? (ex) 오른손잡이는 왼손으로 **(예 / 아니오)**
	• 통화 혹은 대화한 사람이 몇 명인가요? **( )명**

▶ **9×9**

9		4		2			7	3
	7	2	6				1	8
				9				6
8		3	1	4				
6			5		2			9
				6	9	4		7
4				6				
7	1				5	8	9	
5	2			1		3		4

						9	5	
				3				1
9			7		8	4	3	
	5	3		2				
		2	9		4	8		
				5			1	7
	3	8	5		2			9
	4			9				
			7	4				

* 정답은 102쪽에 있습니다.

영어 한 문장·고사성어 쓰기

1주 4일차

황석희의 영화 같은 하루

어떤 사람이 될지는 네가 결정해야 해

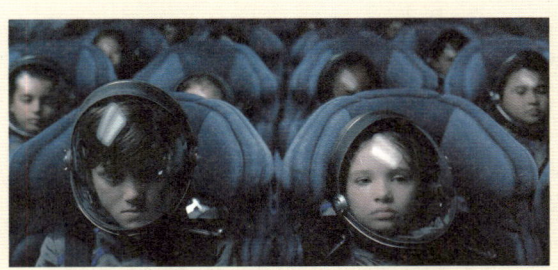

2063년, 심각한 온난화로 종말을 앞둔 지구는 인류 이주 계획을 준비한다. 이들은 우성 인자들을 모아 영재 30명을 인공수정하고 목표 행성으로 떠날 정도로 성장할 때까지 탐사선과 똑같이 디자인된 격리 공간에서 훈련시킨다. 이 아이들의 훈련 책임자 리처드(콜린 패럴)는 아이 한 명, 한 명이 모두 제 자식 같다. 탐사 출발 일이 다가오자 리처드는 자식들만 우주로 떠나보낸다는 생각에 마음이 흔들린다. 영화 '보이저스(Voyagers·2021)'의 한 장면이다.

결국 아이들과 함께 우주로 떠나겠다며 탐사대장 역을 자청한 리처드. 그는 지구로 돌아오지 못할 것을 알면서도 아이들의 보호자 역을 맡는다. 목표 행성까지 여정 중에 감정으로 인한 돌발 상황이 발생하지 않도록 아이들은 '블루'라는 약을 끼니마다 의무적으로 복용한다. 이 약은 성욕은 물론이고 분노와 슬픔, 기쁨 등 인간의 충동을 억누르는 역할을 한다. 우연히 '블루'의 약효를 알게 된 아이들은 회의를 느끼고 리처드에게 반감을 드러내며 따진다. "우리가 선택해서 온 것도 아니잖아요.(We didn't ask to be here)" 감정을 통제당한 채 철저히 우주 탐사만을 위해 탄생하고 훈련받은 아이들은 이제야 서서히 자기 존재에 대한 의구심을 품기 시작한다. 리처드는 모두가 다르지 않다며 아이들에게 말한다. "뭐가 될지 선택해 태어나는 사람은 없어. 하지만 살아내는 방식은 본인이 선택해야지. 어떤 사람이 될지는 네가 결정해야 해.(You gotta decide what kind of person you want to be.)"

목표 행성까지 몇 세대가 죽고 태어나야 하는 긴 여정. 지구를 꼭 닮은 이 탐사선에서 과연 아이들은 어떤 사람으로 살고 죽을 것인지.

황석희 영화번역가

조선일보 2021년 9월 11일

기사 속 영어 문장을 읽고 따라쓰세요.

1 **We didn't ask to be here.** (우리가 선택해서 온 것도 아니잖아요.)

2 **You gotta decide what kind of person you want to be.**
(어떤 사람이 될지는 네가 결정해야 해.)

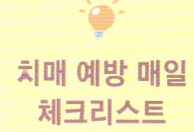

치매 예방 매일 체크리스트

- 30분 이상 햇빛을 보면서 산책을 하셨나요? **(예 / 아니오)**
- 평소 쓰지 않는 손으로 양치질을 하셨나요? (ex) 오른손잡이는 왼손으로 **(예 / 아니오)**
- 통화 혹은 대화한 사람이 몇 명인가요? **(   )명**

알면 더 재미있는 고사성어

一 寫 千 里
한 일   쏟을 사   일천 천   마을 리

: 강물이 빨리 흘러 천 리를 간다.
: 어떤 일이 거침없이 빨리 진행되거나, 예리하고 명쾌하여 막히는 데가 없는 것을 이르는 말.

중국의 장강과 황허강은 엄청난 크기로 유명합니다. 각기 중국을 서에서 동으로 쌍둥이처럼 흐르면서 대륙을 상징하고 있습니다. 두 강은 옛날부터 시인의 좋은 벗이 되어 유명한 시나 그림에 빠짐없이 등장합니다. 옛날 중국의 어떤 학자는 자신의 글에 장강의 위대함을 노래하며 '일사천리'라는 단어를 사용했습니다. 그는 거대한 장강이 흘러가는 모습이 천리를 거침없이 흘러내려 가는 것처럼 보였기 때문입니다.

고사성어를 따라쓰세요.

一	寫	千	里	一	寫	千	里
한 일	쏟을 사	일천 천	마을 리	한 일	쏟을 사	일천 천	마을 리
一	寫	千	里	一	寫	千	里
一	寫	千	里	一	寫	千	里

萬物相

새똥의 위력

'티끌 모아 태산'이라지만 새똥이 쌓이면 섬도 만들어진다. 남태평양의 섬나라 나우루 공화국이 그렇게 탄생했다. 애초 작은 산호초였는데 지구 남반구와 북반구를 오가는 철새들의 화장실이 됐다. 오랜 세월 쌓인 새똥이 굳어 땅이 되자 사람이 살기 시작했다. 면적이 서울 용산구와 비슷한 21㎢이고 주민도 1만명에 이른다. 섬을 만드는 엄청난 양의 새똥은 소설적 상상력도 자극했다. 007 시리즈 중 한 편인 '닥터 노'는 가상의 새똥섬 크랩 키를 배경으로 쓰였다. ▶새똥에 섞인 인산염은 굵은 열매를 맺게 하는 질 좋은 비료다. 1800년대 후반 남미의 페루·볼리비아·칠레는 페루 앞바다에 있는 친차 제도(諸島)에 수백 m씩 쌓인 새똥 소유권을 두고 전쟁까지 벌였다. 훗날 새똥 전쟁이라 불린 이 분쟁으로 볼리비아는 바다를 잃고 내륙국이 됐다. 나우루 공화국은 인산염이 굳어져 생성된 인광석을 팔아 풍요를 누렸다. 한때 석유 부국 아랍에미리트에 이어 세계에서 둘째로 잘사는 나라로 등극했다가 1990년대 인광석이 고갈되며 경제가 추락했다. ▶새똥이 지구온난화를 막아준다는 연구도 있다. 여름에 북극권에 몰려드는 수천만 마리 철새의 배설물로 청정 북극 환경이 오염되는 줄 알았는데 오히려 새똥이 분해될 때 나오는 암모니아가 구름 형성을 도와 북극 온도를 낮춘다고 한다. 덕분에 이산화탄소 배출로 인한 온실효과가 어느 정도 상쇄된다는 것이다. ▶문명화된 대부분 도시에서 새똥은 처치 곤란한 골칫거리다. 몇 해 전 민물 가마우지 수천 마리가 중국에서 날아와 한강 밤섬에 배설물을 쏟아냈다. 섬에 자생하던 버드나무가 새똥에 뒤덮여 고사 위기에 처하자 제거 작업이 시작됐다.

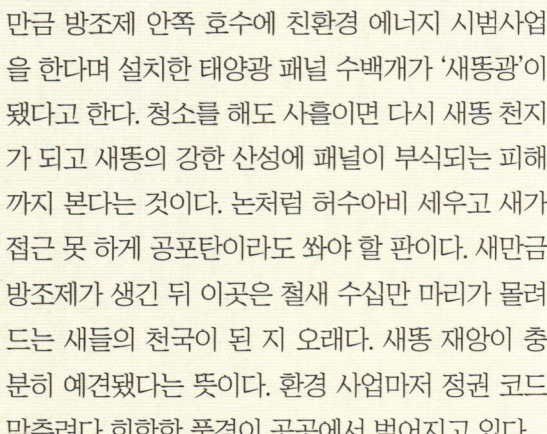

딱딱하게 굳은 새똥이 떨어지지 않아 물대포까지 동원됐다. 수원에선 갑자기 늘어난 겨울 철새 떼까마귀의 배설물 때문에 세차장마다 북새통을 이루고 도로를 물청소해달라는 민원이 폭주한 적도 있다. ▶새만금 방조제 안쪽 호수에 친환경 에너지 시범사업을 한다며 설치한 태양광 패널 수백개가 '새똥광'이 됐다고 한다. 청소를 해도 사흘이면 다시 새똥 천지가 되고 새똥의 강한 산성에 패널이 부식되는 피해까지 본다는 것이다. 논처럼 허수아비 세우고 새가 접근 못 하게 공포탄이라도 쏴야 할 판이다. 새만금 방조제가 생긴 뒤 이곳은 철새 수십만 마리가 몰려드는 새들의 천국이 된 지 오래다. 새똥 재앙이 충분히 예견됐다는 뜻이다. 환경 사업마저 정권 코드 맞추려다 희한한 풍경이 곳곳에서 벌어지고 있다.

김태훈 논설위원

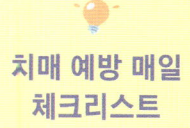

치매 예방 매일 체크리스트

- 30분 이상 햇빛을 보면서 산책을 하셨나요? (예 / 아니오)
- 평소 쓰지 않는 손으로 양치질을 하셨나요? (ex) 오른손잡이는 왼손으로 (예 / 아니오)
- 통화 혹은 대화한 사람이 몇 명인가요? (   )명

1 기사를 소리 내어 읽어보세요.

2 기사에서 색칠된 부분을 베껴 써보세요.

3 기사의 첫 번째 문장을 반대편 손으로 베껴 써보세요.
 (오른손잡이 → 왼손으로, 왼손잡이 → 오른손으로)

오늘의 긍정 한 문장 따라쓰기

"행복은 습관이다. 그것을 몸에 지니라."

• 허버드 •

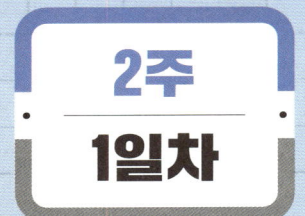

건강 기사 요약하기

소소한 건강 상식

파르르 눈밑 떨림, 동맥경화·호르몬 이상일 수도

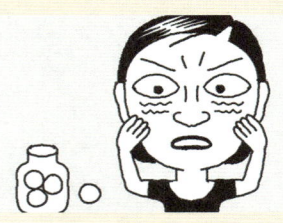

눈밑이 파르르 떨리면 흔히 '마그네슘 부족'이라고 생각한다. 가장 흔한 원인은 맞지만, 눈밑 떨림이 꼭 마그네슘 때문만은 아닐 수 있다.

마그네슘은 뇌신경에서 보내오는 신호를 세포가 받아들여 움직이게 하는 데 필요한 미네랄이다. 마그네슘이 부족하면 신호 전달에 문제가 생기면서 원하지 않을 때도 눈밑이 떨리는 등의 움직임을 보인다. 한양대병원 신경과 김희진 교수는 "피곤하거나 탈수가 있으면 마그네슘이 부족해지면서 눈밑 떨림이 생길 수 있다"며 "마그네슘 제제를 섭취하면 좋아지는데, 한 달 정도 먹어도 호전이 안 되면 다른 원인을 생각해야 한다"고 말했다.

먼저 안면신경 위를 지나는 '추골동맥' 때문일 수 있다. 추골동맥에 동맥경화가 진행되면 안면신경을 누르면서 눈밑 떨림이 나타날 수 있다.

갑상선호르몬이 과도하게 많은 갑상선기능항진증이나 부갑상선 호르몬에 이상이 있을 때 신경이 과흥분하면서 눈밑이 떨릴 수 있다. 이 때는 한쪽이 아니라 양쪽 눈밑이 떨리는 특징이 있다. 혈액검사로 확인할 수 있다.

이금숙 기자

헬스조선 2020년 10월 30일

1 기사를 총 3회 소리 내어 읽고 체크하세요.

1회	2회	3회

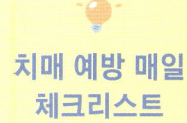

치매 예방 매일 체크리스트
- 30분 이상 햇빛을 보면서 산책을 하셨나요? **(예 / 아니오)**
- 평소 쓰지 않는 손으로 양치질을 하셨나요? (ex) 오른손잡이는 왼손으로 **(예 / 아니오)**
- 통화 혹은 대화한 사람이 몇 명인가요? (   )명

2 제목을 큰 소리로 읽은 후 제목을 가리고 기억해서 적어보세요.

3 기사를 3~4줄로 요약해 적어보세요.
요약한 문장을 다른 사람에게 설명하듯이 읽어보세요.

오늘의 긍정 한 문장 따라쓰기

"평생 살 것처럼 꿈을 꾸어라.
그리고 내일 죽을 것처럼 오늘을 살아라."
· 제임스 딘 ·

2주 2일차 — 뇌 훈련 게임 : 십자말풀이

2주차 테마 | 환경

▶ **게임 규칙**
표의 초성과 힌트를 참고하여 오른쪽의 낱말 퍼즐을 풀어보세요.

가로 퀴즈

1. □□□ 상승으로 남태평양의 섬나라들은 완전히 없어질 수도 있다.
2. 이산화탄소와 같이 지구온난화를 일으키는 가스를 뜻하는 말.
3. 유전적 다양성 보전을 위하여 곡물을 포함한 식물의 종자를 보관하는 장소.
4. 발전기의 도움 없이 태양 전지를 이용하여 태양빛을 직접 전기 에너지로 변환시키는 발전 방식.
5. 눈에 보이지 않는 미세한 입자의 먼지. 흡입 시 호흡기 및 심혈관 질환을 일으킬 수 있다.
6. 장기간에 걸쳐 전 지구 평균 지표면 기온이 상승하는 것을 의미하는 말.

세로 퀴즈

1. 쓰레기를 버릴 때, 종류별로 구분해 처리를 쉽게 하는 과정.
2. 어떠한 생물의 종(種)이 영원히 사라지는 것.
3. 암사생태공원이 시민의 휴식처인 동시에 □□□의 보고로 자리매김하고 있다는 뜻.
4. 원자핵의 붕괴나 핵반응으로 방출되어 동력 자원으로 이용되는 에너지.
5. 스스로를 구제하기 위한 방책.
6. 연중 강수량이 적은데 비해 증발량이 많아 초목이 거의 자랄 수 없는 불모의 토지가 됨.

▶ **초성 힌트** : 낱말의 초성을 보고 생각해보세요.

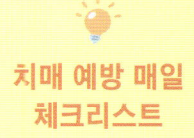

치매 예방 매일 체크리스트

- 30분 이상 햇빛을 보면서 산책을 하셨나요? **(예 / 아니오)**
- 평소 쓰지 않는 손으로 양치질을 하셨나요? (ex) 오른손잡이는 왼손으로 **(예 / 아니오)**
- 통화 혹은 대화한 사람이 몇 명인가요? **(   )**명

빈 칸을 채워보세요.

* 정답은 104쪽에 있습니다.

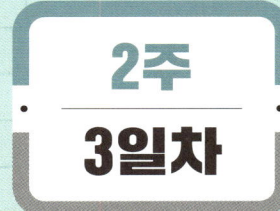

뇌 훈련 게임 : 스도쿠

▶ **게임 규칙**
1. 모든 가로줄과 세로줄에 숫자 1부터 6까지 한 번만 들어가도록 합니다.
2. 직사각형 블록 안에도 숫자 1부터 6까지 한 번만 들어가도록 합니다.

▶ 6×6

		2			
3	6			2	
6	1	5	2		3
4				5	
	5		6		2
2				1	5

6		4		2	1
	2				4
		3			
1	4		2		
				4	6

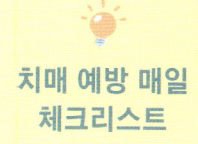

치매 예방 매일 체크리스트

- 30분 이상 햇빛을 보면서 산책을 하셨나요? **(예 / 아니오)**
- 평소 쓰지 않는 손으로 양치질을 하셨나요? (ex) 오른손잡이는 왼손으로 **(예 / 아니오)**
- 통화 혹은 대화한 사람이 몇 명인가요? (   )명

▶ 9×9

	2	7						6
						7		
4			1			2	8	
6	7	9			4	3	1	
			3	9	1			
	1	8	7			4	9	2
	4	1		5				7
		6						
7						8	5	

6					2			3
				8	5	7		
		3		9	6			8
			3			8		
		9	7				4	2
			8			1		
1				5	3		4	
			6	2	1			
8				7				1

* 정답은 102쪽에 있습니다.

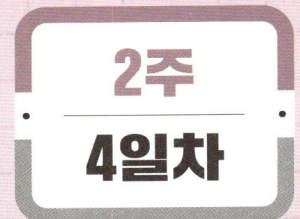

영어 한 문장·고사성어 쓰기

황석희의 영화 같은 하루

내가 선택한 거야

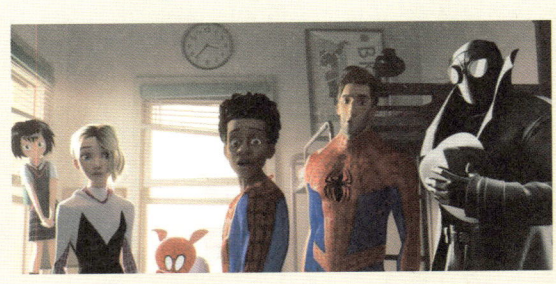

아빠 차를 타고 내내 잔소리를 들으며 등교하는 마일스. 마일스는 부모의 교육열 때문에 정든 친구들을 떠나 원치 않던 엘리트 학교로 전학한다. 사사건건 인생에 개입하는 아빠 때문에 마일스는 인생의 선택권을 잃어버린 기분이다. 마일스는 예전 학교로 돌아가고 싶다는 투정에도 완고한 아빠를 뒤로하고 터벅터벅 학교로 들어선다. '스파이더맨:뉴 유니버스(Spider-Man: Into the Spider-Verse· 2018)'의 한 장면이다.

마일스는 감상문 과제인 '위대한 유산'의 표지만 보면 한숨이 나온다. 찰스 디킨스의 소설 '위대한 유산'은 영어로 'Great Expectations', '위대한 유산' 혹은 '막대한 유산'으로 번역되며 문자 그대로의 뜻은 '막대한 기대'다. 마일스는 아빠의 기대가 너무 나도 무겁다. 방과 후 좋아하는 애런 삼촌을 따라 버려진 지하철 역사에 들어가 그라피티를 그리는 마일스. 그러고는 '위대한 유산'을 비웃듯이 커다랗게 '기대하면 오산(No Expectations)'이라고 쓰고는 후련하게 웃는다.

우연히 스파이더맨이 된 마일스는 커다란 능력을 갖고도 세상을 구할 결심을 하지 못하고 자기 안에 숨어버린다. 마일스가 알을 깨고 나오게 한 것은 다름 아닌 스스로의 다짐과 선택. 마일스는 영웅은 선택되는 것이 아니라 선택하는 것임을 깨닫는다.

미국의 배우이자 작가인 벤 스타인은 이렇게 말했다. "인생에서 원하는 것을 얻기 위한 첫 단계가 이것이다. 내가 원하는 게 무엇인지 결정하는 것.(The first step to getting the things you want out of life is this: Decide what you want.)"

신발 끈을 일부러 한쪽만 풀고 다녔던 마일스는 신발 끈이 풀렸다고 말해주는 친구에게 이렇게 답한다. "알아, 내가 선택한 거야.(Yeah, I'm aware. It's a choice.)" 겨우 신발끈 한쪽을 푸는 것밖에 선택할 수 없었던 마일스는 이제 영웅이 되는 것을 선택한다.

황석희 영화번역가

조선일보 2021년 8월 7일

기사 속 영어 문장을 읽고 따라쓰세요.
Yeah, I'm aware. It's a choice. (알아, 내가 선택한 거야.)

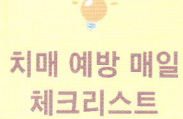

치매 예방 매일 체크리스트

- 30분 이상 햇빛을 보면서 산책을 하셨나요? **(예 / 아니오)**
- 평소 쓰지 않는 손으로 양치질을 하셨나요? (ex) 오른손잡이는 왼손으로 **(예 / 아니오)**
- 통화 혹은 대화한 사람이 몇 명인가요? (   )명

알면 더 재미있는 고사성어

不可抗力
아닐 불   옳을 가   겨룰 항   힘 력

: 사람의 힘으로 아무리 주의를 해도 저항할 수 없는 힘을 이르는 말.

저항할 수 없는 힘에는 어떤 것이 있을까요? 먼저 천재지변(自然災害)을 들 수 있습니다. 천재지변은 지진, 홍수, 태풍 따위의 자연 현상으로 인한 재앙을 뜻합니다. 이처럼 자연은 사람의 힘이 미치지 못하는 위대한 힘을 가지고 있습니다. 다음으로 정부법령의 변동, 폭동, 반란, 전쟁 등과 같이 사람들이 상당한 주의를 기울였다 해도 방지할 수 없는 인위적인 사고를 이를 때도 불가항력이라는 단어를 사용합니다. 불가항력과 비슷한 의미로는 속수무책(束手無策)이 있습니다.

고사성어를 따라쓰세요.

不	可	抗	力	不	可	抗	力
아닐 불	옳을 가	겨룰 항	힘 력	아닐 불	옳을 가	겨룰 항	힘 력
不	可	抗	力	不	可	抗	力
不	可	抗	力	不	可	抗	力

萬物相

민간인 우주여행

네덜란드의 한 기업가가 2024년 출발하는 화성 여행 상품을 내놨다. 무인 우주탐사선 뉴호라이즌의 속도를 기준으로 화성까지 최장 289일 걸린다. 편도 여행이고 화성에 식민지를 만들어 정착한다는 사기성 상품이었는데 10만명이 몰렸다. 회사가 2019년 파산하며 없던 일이 됐지만, 우주로 떠나고픈 인류의 열망이 얼마나 뜨거운지 보여준 사건이다. ▶나사 소속 우주인이 아닌 민간인이 우주에 다녀온 첫 사례는 1989년 5월 옛 소련 우주선 소유스를 타고 우주정거장(ISS) 미르에 다녀온 영국인 여성 과학자 헬렌 셔먼이다. 민간 우주인 배출 프로젝트여서 관광은 아니었다. 이소연씨도 그렇게 해서 우주인이 됐다. 첫 우주 관광객은 2001년 4월 소유스 TM-32를 타고 ISS에 올라가 8일간 머물다 돌아온 미국인 사업가 데니스 티토다. 여행 경비로 2000만달러를 썼다. 지금까지 모두 8명이 러시아 우주선을 타고 우주 관광을 다녀왔다. ▶상업용 민간 우주선을 이용하는 우주여행은 아마존 최고경영자 제프 베이조스와 테슬라의 일론 머스크가 개척하고 있다. 베이조스의 우주 탐사기업 블루 오리진이 다음 달 20일 우주관광 로켓 뉴셰퍼드를 띄운다. 왕복 티켓 가격은 20만달러 정도이지만, 베이조스와 함께 여행 가는 조건으로 경매에 내놓은 첫 티켓이 엊그제 2800만달러에 낙찰됐다. 추진 로켓은 76km까지 올라간 뒤 귀환하고 여행객을 태운 캡슐이 관성으로 100km 높이 목표 지점에 도달한다. 이후 3분 정도 무중력 상태를 경험하고 돌아온다. ▶머스크가 내년 1월 민간인 3명과 나사 출신 우주인 1명을 태워 보내는 왕복 우주선 크루 드래건은 뉴셰퍼드보다 훨씬 높이 올라가 고도 350~450km에 떠 있는 ISS까지 간다. 왕복 10일 코스이고 ISS에 8일간 머물기 때문에 티켓 가격만 5500만달러에 이른다. 머스크는 몇 해 전 우주여행 사업을 시작하면서 아폴로 11호의 달착륙 54년이 되는 2023년에 인류를 달에 여행 보내겠다고 발표한 바 있다. 가는 데 3일, 왕복 6일짜리 상품이다. 실현될지 관심이다. ▶우주여행의 끝판왕은 태양계 너머로 나가는 성간(星間) 여행이다. 여행 시간 단위가 수백년~수만년으로 바뀌기 때문에 현재로선 불가능한 꿈이다. 그러나 라이트 형제가 하늘을 난 것부터가 불가능한 꿈이었다. SF 영화 '패신저스'에선 냉동 상태로 수백년 여행하고, 베르베르 소설 '파피용'에선 우주 범선이 돛에 바람 대신 태양풍을 받아 우주 끝까지 날아간다. 민간 우주여행은 그 꿈을 향해 내딛는 첫발이다.

김태훈 논설위원

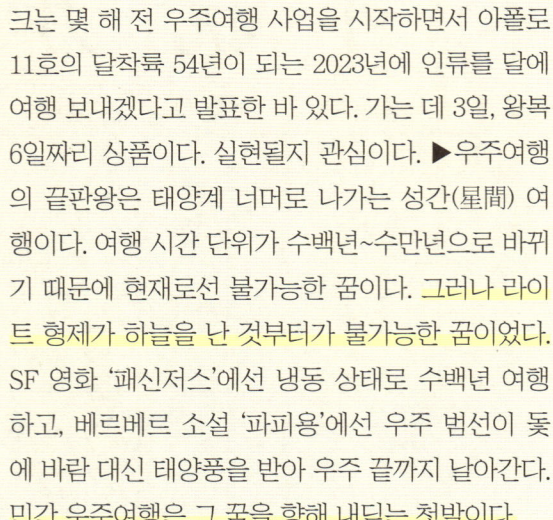

조선일보 2021년 6월 15일

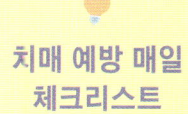

| 치매 예방 매일 체크리스트 | • 30분 이상 햇빛을 보면서 산책을 하셨나요? (예 / 아니오)
• 평소 쓰지 않는 손으로 양치질을 하셨나요? (ex) 오른손잡이는 왼손으로 (예 / 아니오)
• 통화 혹은 대화한 사람이 몇 명인가요? (   )명 |

1 기사를 소리 내어 읽어보세요.

2 기사에서 색칠된 부분을 베껴 써보세요.

---

3 기사의 첫 번째 문장을 반대편 손으로 베껴 써보세요.
   (오른손잡이 → 왼손으로, 왼손잡이 → 오른손으로)

 오늘의 긍정 한 문장 따라쓰기

"오랫동안 꿈을 그리는 사람은 마침내 그 꿈을 닮아 간다."
• 앙드레 말로 •

3주 1일차 건강 기사 요약하기

소소한 건강 상식

악몽, 月 1회 이상 6개월 지속 땐 '수면 장애'

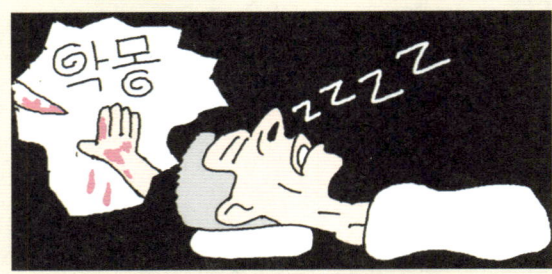

악몽을 자주 꾸는 사람이 있다. 건강에 문제가 없을까?

악몽은 단순히 '무서운 꿈'이 아니다. 정신 건강이 취약해졌음을 알려주는 신호다. 악몽은 부정적인 꿈 때문에 수면 중에 깨고, 꿈이 생생해 다시 잠이 들지 않으며, 일상에 지장을 받는 꿈을 말한다. 미국수면학회는 악몽을 한 달에 한 번 이상 꾸면서 6개월 이상 지속되는 것을 '악몽 장애'로 분류한다. 이는 수면 장애의 일종이며, 생각보다 많다. 성신여대 심리학과 서수연 교수팀에 따르면 50세 이상에서는 2.7%, 70세 이상에서는 6.3%가 악몽 장애를 경험한다.

서수연 교수는 "악몽을 자주 꾸면 그렇지 않은 사람들에 비해 우울증을 경험할 가능성이 4.4배, 극단적 선택과 관련된 생각을 할 가능성이 3.5배로 높다"고 말했다.

악몽은 심혈관질환과의 관련성도 높다. 심장이 제대로 뛰지 않으면 뇌로 공급되는 산소가 부족해지고, 이로 인해 뇌가 자는 도중 자꾸 깨면서 악몽에 시달릴 수 있는 것이다. 부정맥이 있으면 악몽을 꿀 확률이 3배로 높아진다는 연구 결과가 있다. 간혹 혈압을 떨어뜨리는 약(베타 차단제)이 악몽과 연관되기도 한다. 악몽을 줄이기 위해 프라조신 같은 교감신경 억제제를 쓰거나 심리 치료도 한다

이금숙 기자

헬스조선 2021년 1월 28일

1 기사를 총 3회 소리 내어 읽고 체크하세요.

1회	2회	3회

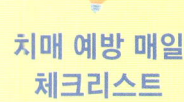

치매 예방 매일 체크리스트

- 30분 이상 햇빛을 보면서 산책을 하셨나요? (예 / 아니오)
- 평소 쓰지 않는 손으로 양치질을 하셨나요? (ex) 오른손잡이는 왼손으로 (예 / 아니오)
- 통화 혹은 대화한 사람이 몇 명인가요? (   )명

2 제목을 큰 소리로 읽은 후 제목을 가리고 기억해서 적어보세요.

---

3 기사를 3~4줄로 요약해 적어보세요.
요약한 문장을 다른 사람에게 설명하듯이 읽어보세요.

오늘의 긍정 한 문장 따라쓰기

"한번의 실패와 영원한 실패를 혼동하지 마라."

• F.스콧 피츠제럴드 •

3주 2일차 — 뇌 훈련 게임 : 십자말풀이

3주차 테마 | **국제 정세**

▶ **게임 규칙**

표의 초성과 힌트를 참고하여 오른쪽의 낱말 퍼즐을 풀어보세요.

가로 퀴즈

1. 지중해와 홍해, 인도양을 연결하는 운하로 세계 무역량의 12%를 책임진다.
2. 아프가니스탄 칸다하르에서 결성된 이슬람 수니파 무장 정치 조직이다.
3. 2020 하계 올림픽이 '이 나라'에서 개최됐다. 코로나 바이러스로 1년 미뤄져 개최되었는데 이 나라는?
4. 터키 대통령. 2003년부터 3선 총리를 연임하다가, 2014년 터키 사상 처음 실시된 직선제 대선에서 대통령에 당선됐다. 2018년 6월 대선에서 승리하면서 2033년까지 장기 집권 기반을 마련했다.
5. 최근 쿠데타로 군사정부가 정권을 잡은 나라. 동남아시아의 벵골만에 접하여 있다.
6. 중국 남동부의 특별 행정구. 과거 영국이 이곳을 99년 간 통치했다.

세로 퀴즈

1. 괴질 바이러스의 일종으로, 감염되면 유행성 출혈열 증세를 보인다. 감염 뒤 일주일 이내에 50~90%의 치사율을 보인다.
2. 중국을 견제하기 위해 미국, 호주, 일본, 인도가 참여하는 비공식 안보 협의체다.
3. '한 국가 두 체제'라는 뜻으로, 중국이 하나의 국가 안에 자본주의와 사회주의 체제를 모두 인정한다는 방식을 말한다.
4. 이슬람 여성들의 전통복식 중 하나로 머리에서 발목까지 덮어쓰는 통옷 형태다. 눈 부분도 망사로 되어 있어 전신이 가려진다.
5. 중국과 대만이 서로를 지칭할 때 쓰는 말.
6. 중화인민공화국의 국기를 뜻하는 말이다. 붉은 바탕에 노란 별 다섯 개가 있는 깃발.

▶ **초성 힌트** : 낱말의 초성을 보고 생각해보세요.

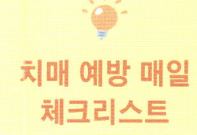

치매 예방 매일 체크리스트

- 30분 이상 햇빛을 보면서 산책을 하셨나요? **(예 / 아니오)**
- 평소 쓰지 않는 손으로 양치질을 하셨나요? (ex) 오른손잡이는 왼손으로 **(예 / 아니오)**
- 통화 혹은 대화한 사람이 몇 명인가요? **(   )명**

빈 칸을 채워보세요.

*정답은 104쪽에 있습니다.

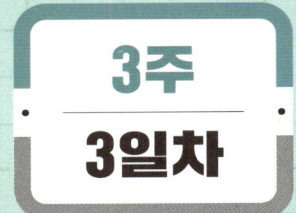

뇌 훈련 게임 : 스도쿠

▶ **게임 규칙**
  1. 모든 가로줄과 세로줄에 숫자 1부터 6까지 한 번만 들어가도록 합니다.
  2. 직사각형 블록 안에도 숫자 1부터 6까지 한 번만 들어가도록 합니다.

▶ 6×6

1		3		5	
					1
5			4		
	1				
6			4		2
		2		6	

			6	2	
3		2		1	5
				5	
4	5	1		3	
	1			6	2
2					

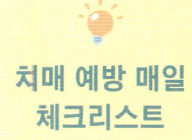

치매 예방 매일 체크리스트
- 30분 이상 햇빛을 보면서 산책을 하셨나요? **(예 / 아니오)**
- 평소 쓰지 않는 손으로 양치질을 하셨나요? (ex) 오른손잡이는 왼손으로 **(예 / 아니오)**
- 통화 혹은 대화한 사람이 몇 명인가요? (   )명

▶ 9×9

9			1	3			2	
	2	4	6					
3	1		7		2		5	
		1				5		
8				9		7		6
		7				2		
	3		4		9		1	5
					8	4	6	
	4			6	3			2

2	9			6	4			3
		3						2
				8	3		5	
			6	4			1	5
			5			2		
9	1				5	4		
	6			9	7			
7							1	
1			2	4			8	6

* 정답은 102쪽에 있습니다.

영어 한 문장·고사성어 쓰기

황석희의 영화 같은 하루

내겐 지켜야 할 약속과 잠들기 전 가야 할 길이 있다

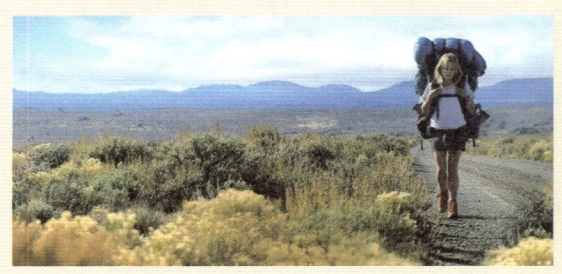

멕시코 국경에서 출발하여 미 대륙을 종단하고 캐나다 국경에서 끝나는 종단길 PCT(퍼시픽 크레스트 트레일). 하이킹 경험이 없는 셰릴은 겁도 없이 자기보다 큰 배낭을 메고 4300km나 되는 이 험난한 길을 혼자 걷는다. 무슨 사연이 있는 걸까?

영화 '와일드(Wild·2015)'는 세상에서 유일하게 힘이 되던 존재, 어머니를 잃고 약과 술로 스스로를 망가뜨리던 셰릴이 무작정 나선 PCT 종주에서 자신을 치유하는 과정을 그린 작품이다.

PCT는 강도의 위험은 물론, 위험한 들짐승과 마주칠 수도 있고 탈진한 채로 죽을 수도 있는 길고도 험한 길이다. 요령이 없는 셰릴은 몸도 마음도 벼랑 끝까지 몰린 채로 혼잣말을 하며 터벅터벅 걷는 수밖에 없다.

'몸이 그댈 거부하거든 몸을 초월하라(If your nerve deny you, go above your nerve).' '내겐 지켜야 할 약속과 잠들기 전 가야 할 길이 있다(I have promises to keep and miles to go before I sleep).' 멍하니 에밀리 디킨슨과 로버트 프로스트의 말을 되뇌며 간신히 한 걸음씩 발을 떼는 셰릴. 그저 한 걸음씩이라도 발을 떼는 것밖에는 아무것도 떠오르지 않는다.

그렇게 몸과 마음 모두 탈진한 채로 모든 걸 비우고 야생을 걸은 지 94일째, 셰릴은 드디어 종착점에 도착한다. 구체적인 조언을 건네는 누군가도 없었고 손을 꼭 잡아주며 위로하는 누군가도 없었다. 그저 수없이 자문하고 걸었을 뿐. 그렇게 모든 것을 텅 비운 후에야 깨달음에 도달한다.

'무성한 슬픔의 숲에서 나를 잃어버린 후에야, 숲에서 빠져나오는 길을 찾아냈다(After I lost myself in the wilderness of my grief, I found my way out of the woods).'

황석희 영화번역가

조선일보 2021년 2월 27일

기사 속 영어 문장을 읽고 따라쓰세요.
I have promises to keep and miles to go before I sleep.
(내겐 지켜야 할 약속과 잠들기 전 가야 할 길이 있다.)

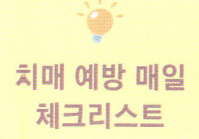

치매 예방 매일 체크리스트

- 30분 이상 햇빛을 보면서 산책을 하셨나요? **(예 / 아니오)**
- 평소 쓰지 않는 손으로 양치질을 하셨나요? (ex) 오른손잡이는 왼손으로 **(예 / 아니오)**
- 통화 혹은 대화한 사람이 몇 명인가요? **(   )명**

알면 더 재미있는 고사성어

馬耳東風
말마 귀이 동녘동 바람풍

: 동풍이 말의 귀를 스쳐간다.
: 남의 말을 귀담아듣지 않고 지나쳐 흘려버림을 이르는 말.

마이동풍은 당나라 시인 이백의 시에서 유래되었습니다. 이백은 친구인 왕십이로부터 불우한 심정을 호소한 시 한 수를 받았습니다. 그리고 다음 시로 답했습니다. '지금 세상은 투계에 뛰어난 자가 임금의 사랑을 받고, 오랑캐의 침입을 막아 공을 세운 자가 대우를 받는데, 그대나 나와 같은 사람은 그들을 흉내 낼 수 없으니, 북쪽 창가에 기대어 앉아 시나 짓네. 시가 아무리 걸작이라도 지금 세상에는 한 잔의 물 값도 되지 않네. 세상 사람들은 시를 듣고 모두 머리를 흔드니 동풍(東風)이 말의 귀(馬耳)를 스치는 것과 같네.' 이백은 세상 사람들이 시인의 훌륭한 작품을 제대로 평가하지 않고 건성으로 듣는 안타까움을 이와 같이 표현했습니다.

고사성어를 따라쓰세요.

馬	耳	東	風	馬	耳	東	風
말마	귀이	동녘동	바람풍	말마	귀이	동녘동	바람풍
馬	耳	東	風	馬	耳	東	風
馬	耳	東	風	馬	耳	東	風

萬物相

산속에서 열흘

영화 '127시간'은 2003년 미국 유타주 블루존 캐니언에서 혼자 암벽 등반을 하다가 조난됐던 사람의 실화를 그렸다. 스물여덟 살 애런 랠스턴은 좁은 암벽 틈으로 미끄러지면서 360kg짜리 바위와 암벽 사이에 오른팔이 끼인다. 수중엔 물 350mL와 주머니칼밖에 없었다. 그는 그 상태로 닷새를 견디다 결국 바위에 낀 오른팔을 칼로 잘라내고 탈출한다. 그는 구조된 뒤 인터뷰에서 "물 없이 고립된 채 닷새를 보내니 모든 희망이 사라졌다"며 "암벽에 이름과 생년월일을 새긴 뒤 죽음을 준비했다"고 했다. ▶가족과 함께 산에 갔다가 실종됐던 열네 살 여중생이 산속에서 혼자 열흘을 버티고 구조됐다. 이 학생은 지적장애와 자폐 증상이 있어서 생환 소식이 더 기적적이다. 산에 오르다가 먼저 내려가겠다며 헤어진 딸이 사라지자 부모는 행여 큰 사고를 당했거나 범죄에 희생됐을까 봐 노심초사했을 것이다. 발견 당시 아이는 탈진했을 뿐 별다른 상처도 없었다. 기적 같은 일이다. ▶전문가들은 기온 높은 장마철이어서 열흘 고립을 견뎠을 것이라고 한다. 실종된 산이 있는 청주에는 열흘 중 여드레 동안 비가 왔고 누적 강수량은 137.5㎜였다. 최고기온은 35.2도까지 올랐고 최저기온도 24.7도나 됐다. 아이가 나무 그늘에서 더위를 식히고 빗물

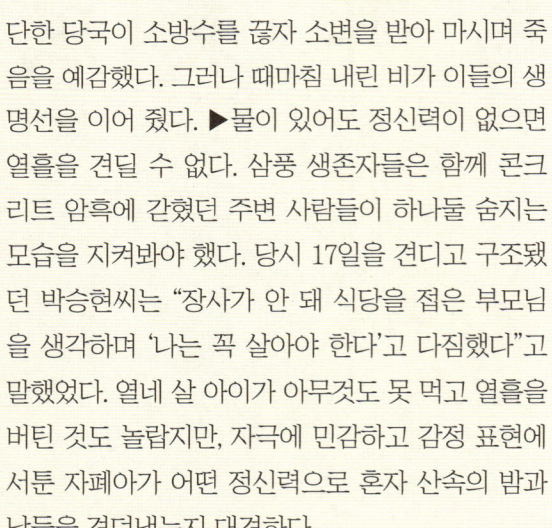

을 받아 마시며 버텼을 것으로 전문가들은 추측한다. 수영대회에서 입상할 만큼 건강한 체력도 생존에 도움이 됐을 것이라고 한다. ▶일반적으로 '공기 없이 3분을 못 버티고 물 없이는 3일, 아무것도 먹지 않고는 3주를 못 견딘다'고 한다. 이른바 '3·3·3 법칙'이다. 1995년 삼풍백화점이 붕괴됐을 때 살아나온 젊은이 세 명도 빗물을 받아 마시며 버텼다고 했다. 사고 초기엔 건물 잔해 위로 뿌려준 소방수를 받아 마셨지만, 열흘이 지나 생존자가 없을 것으로 판단한 당국이 소방수를 끊자 소변을 받아 마시며 죽음을 예감했다. 그러나 때마침 내린 비가 이들의 생명선을 이어 줬다. ▶물이 있어도 정신력이 없으면 열흘을 견딜 수 없다. 삼풍 생존자들은 함께 콘크리트 암흑에 갇혔던 주변 사람들이 하나둘 숨지는 모습을 지켜봐야 했다. 당시 17일을 견디고 구조됐던 박승현씨는 "장사가 안 돼 식당을 접은 부모님을 생각하며 '나는 꼭 살아야 한다'고 다짐했다"고 말했었다. 열네 살 아이가 아무것도 못 먹고 열흘을 버틴 것도 놀랍지만, 자극에 민감하고 감정 표현에 서툰 자폐아가 어떤 정신력으로 혼자 산속의 밤과 낮들을 견뎌냈는지 대견하다.

한현우 논설위원

조선일보 2019년 8월 5일

치매 예방 매일 체크리스트 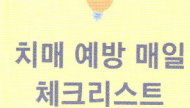	• 30분 이상 햇빛을 보면서 산책을 하셨나요? (예 / 아니오) • 평소 쓰지 않는 손으로 양치질을 하셨나요? (ex) 오른손잡이는 왼손으로 (예 / 아니오) • 통화 혹은 대화한 사람이 몇 명인가요? (　　)명

1 기사를 소리 내어 읽어보세요.

2 기사에서 색칠된 부분을 베껴 써보세요.

　　_____

　　_____

3 기사의 첫 번째 문장을 반대편 손으로 베껴 써보세요.
　　(오른손잡이 → 왼손으로, 왼손잡이 → 오른손으로)

　　_____

　　_____

 오늘의 긍정 한 문장 따라쓰기

> "사람이 여행을 하는 것은 도착하기 위해서가 아니라
> 여행하기 위해서다."
>
> • 괴테 •

_____

_____

쉬어가기

코너 1 : 백년 습관 : 음식

통곡물, 채소, 견과류 풍부하게 먹기

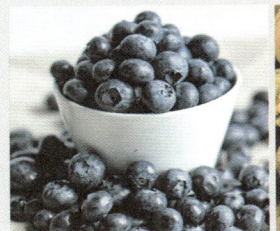 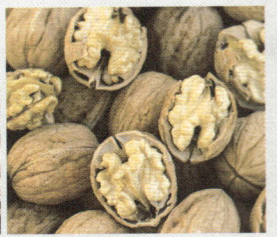

치매 예방을 위한 많은 방법이 알려졌지만, 그 중에서도 중요한 것이 '식습관'이다. 실제로 식습관만 바꿔도 치매를 예방하는 효과가 있다는 연구 결과가 있다. 어떤 음식을 얼마나 먹는 것이 치매 예방에 도움이 되는지 알아본다.

먹는 음식만 바꿔도 '뇌 위축' 예방

음식은 노인의 기억력 등 인지 능력 향상에 직접적인 도움을 준다. 네덜란드 연구팀은 치매가 없는 평균 66세의 노인 4213명을 대상으로, 이들의 식습관과 뇌 상태의 연관성을 분석했다. 그 결과, 채소·과일·유제품·생선·견과류·올리브유 등을 많이 먹어서 식습관 점수가 높았던 사람은 가공식품을 많이 먹어서 식습관 점수가 낮았던 사람보다 뇌 용적(부피)이 평균 2mL 컸다. 연구팀에 따르면, 노화가 1년 진행되면 뇌 용적이 3.6mL 작아지며, 치매 등으로 인해 인지기능이 떨어지면 뇌 용적도 작아지는 경향을 보인다.

통곡물, 채소, 견과류 풍부하게 먹기

치매 예방을 위해서는 고기, 생선, 달걀 등 단백질이 풍부한 음식을 충분히 챙겨 먹어야 한다. 단백질이 부족하면 뇌에 존재하는 신경전달물질 생성이 어려워지면서 치매가 생길 수 있다. 대한노인병학회가 권장하는 노년기 단백질 권장 섭취량은 체중 1kg당 1.2g이다. 이와 함께 다양한 채소 반찬도 매끼 먹는다. 과일과 채소에 있는 '라이코펜', '로즈마린산' 등의 항산화 물질은 활성산소를 제거해 치매를 예방하는 역할을 한다. 각종 과일과 채소에 풍부한 비타민B군도 치매 위험을 낮추는 것으로 알려졌다.

치매 진행을 늦춘다고 알려진 지중해식 식단을 실천하는 것도 방법이다. 이는 생선과 견과류, 과일·채소, 올리브유를 중심으로 먹는 식단이다. 통곡물은 하루에 3회 이상, 채소는 하루에 1회 이상, 견과류는 주 5회 이상, 베리류는 주 2회 이상, 두부나 콩류는 주 3회 이상, 생선은 주 1회, 가금류는 주 2회만 섭취한다. 가공육·패스트푸드·튀김·치즈는 피하고, 요리할 때는 버터나 마가린 대신 올리브유를 사용한다. 미국 콜롬비아대 연구팀에 따르면 지중해식 식단을 잘 지키는 사람들은 그렇지 않은 사람보다 알츠하이머 치매 위험이 68% 낮았다.

전혜영 기자

헬스조선 2020년 4월 15일

코너 2 두뇌 자극 색칠 공부

색연필로 도안을 색칠해보세요.
손끝을 움직이면 인지 능력이 향상됩니다.

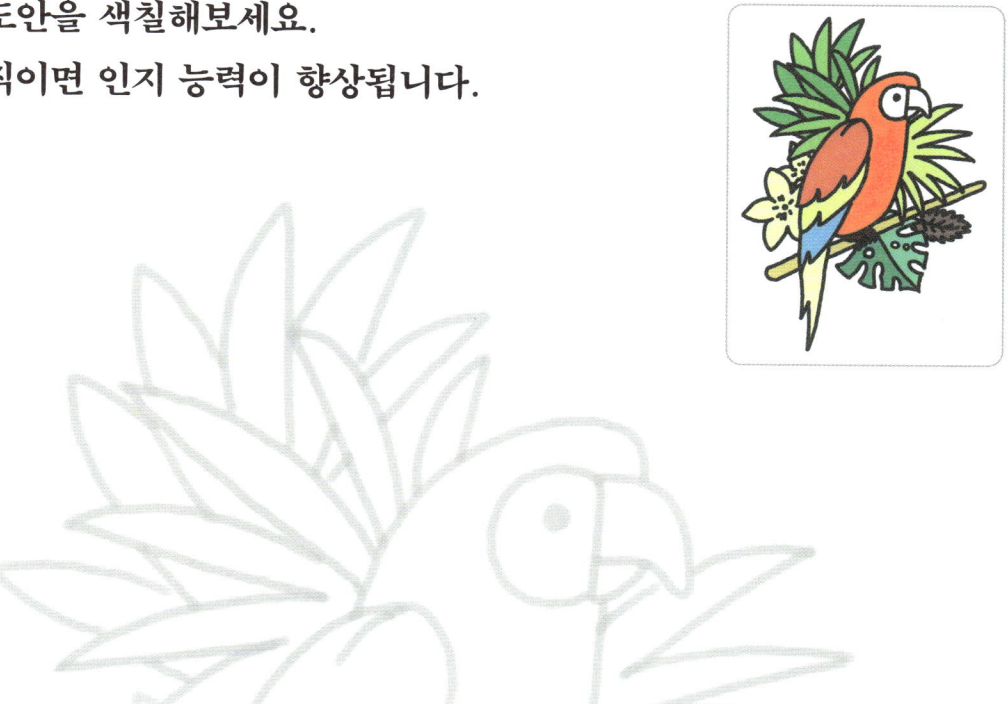

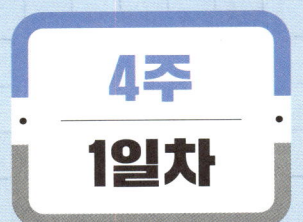

건강 기사 요약하기

소소한 건강 상식

트림이 소화 돕는다?

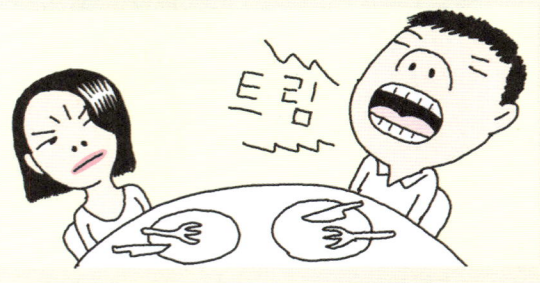

흔히 음식을 먹으면 트림을 해야 소화가 잘된다고 생각한다. 그래서 소화가 안 될 때 트림을 하려고 탄산음료를 찾기도 한다. 정말 트림은 소화에 도움이 될까.

트림은 위 안의 가스를 배출하기 위한 자연스러운 생리 현상이다. 위에 가스가 많아 더부룩함·복부팽만을 느낄 때 식도를 열어서 가스를 배출해주는 트림을 하면 위 부피가 줄면서 증상이 좋아진다. 경희대병원 소화기내과 김정욱 교수는 "그렇다고 트림이 소화를 돕는 것은 아니다"라며 "복부팽만감이 줄어드니 소화가 잘되는구나 느끼는 것"이라고 말했다.

트림은 하루 평균 20~30회 한다. 이보다 트림이 잦다면 위 기능이 떨어진 기능성 소화불량증을 의심해야 한다. 이 상태에서는 음식이 조금만 차도 더 부룩함을 느껴 트림을 의도적으로 하려고 한다. 김정욱 교수는 "역류성 식도염을 앓고 있는 사람도 트림이 잦은 편"이라며 "트림을 하고 나면 수초 뒤에 위산이 식도로 올라오기 때문에 식도염 증상은 되레 악화되기도 한다"고 말했다.

김정욱 교수는 "잦은 트림 원인으로 기능성 소화불량증이 가장 많은데, 이 경우 위장운동 촉진제를 사용하면 트림이 개선된다"며 "평소 음식을 빨리 먹으면 공기를 많이 삼켜 트림이 잦아지므로 식습관도 교정해야 한다"고 말했다.

이금숙 기자

헬스조선 2021년 2월 4일

1 기사를 총 3회 소리 내어 읽고 체크하세요.

1회	2회	3회

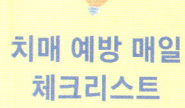

치매 예방 매일 체크리스트
- 30분 이상 햇빛을 보면서 산책을 하셨나요? (예 / 아니오)
- 평소 쓰지 않는 손으로 양치질을 하셨나요? (ex) 오른손잡이는 왼손으로 (예 / 아니오)
- 통화 혹은 대화한 사람이 몇 명인가요? (   )명

2 제목을 큰 소리로 읽은 후 제목을 가리고 기억해서 적어보세요.

3 기사를 3~4줄로 요약해 적어보세요.
요약한 문장을 다른 사람에게 설명하듯이 읽어보세요.

📝 오늘의 긍정 한 문장 따라쓰기

"행복한 삶을 살기 위해 필요한 것은 거의 없다."
· 리우스 안토니우스 ·

4주 2일차 — 뇌 훈련 게임 : 십자말풀이

4주차 테마 | 스포츠

▶ **게임 규칙**
표의 초성과 힌트를 참고하여 오른쪽의 낱말 퍼즐을 풀어보세요.

가로 퀴즈

1. 네트를 중앙에 두고 라켓으로 서로 셔틀콕(깃털공)을 쳐서 네트를 넘기는 경기.
2. 우리나라의 전통 무예로 올림픽 정식 종목이다.
3. 방향을 조종할 수 있는 썰매를 타고 눈과 얼음으로 만든 트랙을 활주하는 경기.
4. 축구 경기에서의 반칙으로, 선수(공격수)가 상대편 골라인의 볼과 최종의 두 번째 상대편(수비수)보다 더 가까이 있을 때 해당된다.
5. 부드러운 녹색 공을 이용하여 네트를 사이에 두고 라켓으로 이를 치고받으며 경쟁하는 스포츠.

세로 퀴즈

1. 농구에서 공을 튀기며 전진하는 것을 뜻한다.
2. 일본 전통 무술로 맨몸으로 상대를 제압하는 운동.
3. 투기 종목 중 가장 오래되었으며, 상대방의 양 어깨를 동시에 땅에 대든가, 심판의 판정으로 승부를 가리는 경기이다.
4. 2024년 하계 올림픽은 유럽 '이 나라'의 파리에서 열린다.
5. 구기 종목으로, 코트 안에서 공을 손으로 패스하거나 드리블하여 상대편의 골대에 넣는 스포츠.
6. 운동선수들이 도핑을 목적으로 인위적으로 주입하는 약물.
7. 얼음판 위를 활주하며 음악에 맞춰 여러 가지 동작으로 기술의 정확성과 아름다움을 겨루는 빙상 경기.

▶ **초성 힌트** : 낱말의 초성을 보고 생각해보세요.

1ㅂ	1ㄷ	ㅁ	ㅌ			2ㅇ	
	ㄹ				2ㅌ	ㄱ	ㄷ
	ㅂ						
			3ㄹ				
3ㅂ	ㅅ	ㄹ	ㅇ			7ㅍ	
		ㄹ			6ㅅ		ㄱ
			5ㅎ	5ㅌ		ㄴ	ㅅ
4ㅇ	4ㅍ	ㅅ	ㅇ	ㄷ		ㄹ	ㅋ
	ㄹ		ㅂ		ㅇ		ㅇ
	ㅅ				ㄷ		ㅌ

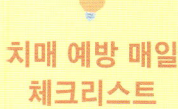

치매 예방 매일 체크리스트

- 30분 이상 햇빛을 보면서 산책을 하셨나요? **(예 / 아니오)**
- 평소 쓰지 않는 손으로 양치질을 하셨나요? (ex) 오른손잡이는 왼손으로 **(예 / 아니오)**
- 통화 혹은 대화한 사람이 몇 명인가요? **(   )명**

빈 칸을 채워보세요.

* 정답은 104쪽에 있습니다.

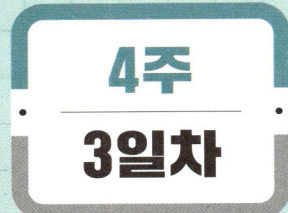

뇌 훈련 게임: 스도쿠

▶ **게임 규칙**
1. 모든 가로줄과 세로줄에 숫자 1부터 6까지 한 번만 들어가도록 합니다.
2. 직사각형 블록 안에도 숫자 1부터 6까지 한 번만 들어가도록 합니다.

▶ 6×6

	5				
6			1		3
	3	1		6	
					4
3					2
		4	5		

			1		
				2	
1			6		4
		3			
		2		4	1	3

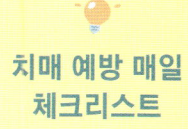

치매 예방 매일 체크리스트

- 30분 이상 햇빛을 보면서 산책을 하셨나요? **(예 / 아니오)**
- 평소 쓰지 않는 손으로 양치질을 하셨나요? (ex) 오른손잡이는 왼손으로 **(예 / 아니오)**
- 통화 혹은 대화한 사람이 몇 명인가요? **(   )명**

▶ 9×9

6			2	4				
5					1		6	3
2	9			7	6			
	5							4
	6			5			7	
7							5	
			1	8			4	2
9	2		5					6
				6	2			8

	1						5	
4								8
			3	1				2
8			1	6			7	
6	5		9	3	8		4	1
	9			7	2			5
9				4	6			
3								4
	7						8	

* 정답은 102쪽에 있습니다.

4주 4일차 영어 한 문장·고사성어 쓰기

황석희의 영화 같은 하루

얼마나 놀라운가, 이 달콤한 단조로움은

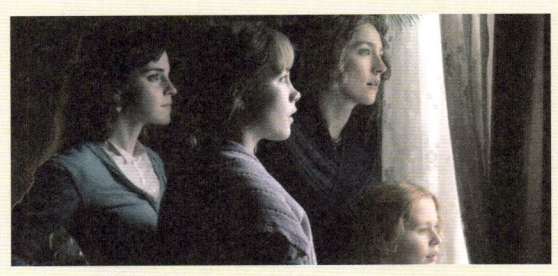

"우리가 이 땅을 이토록 사랑할 수 있음은 이 땅에서 보낸 유년 시절 때문이며, 자그마한 손가락으로 따던 그 꽃들이 봄마다 이 땅에서 다시 피기 때문이다."

조는 동생 베스와 해변에 나란히 앉아 조지 엘리엇의 소설 '플로스 강변의 물방앗간'을 읽어준다. 베스는 병으로 목숨이 얼마 남지 않았다. 마냥 즐거웠던 유년 시절을 떠올리는 두 사람. 조는 늘 당차고 씩씩하지만 동생의 죽음 앞에서만은 한없이 약해진다. 큰언니 맥은 가정교사와 소박한 결혼을, 둘째 조는 작가로서의 힘난한 인생을, 막내 에이미는 명문가 자제와 결혼을. 마치가(家)의 작은 아씨들은 유년 시절의 끝에서 각자의 현실적인 인생을 찾아가지만 조는 아무리 생각해도 어른의 삶이 매일이 즐거웠던 유년 시절만 못하다. 맥의 결혼식 당일, 시시한 결혼 따위 하지 말고 도망쳐버리자는 조의 말에 맥은 이렇게 답한다.

"내 꿈이 네 꿈과 다르다고 해서 중요하지 않은 건 아니야."(Just because my dreams are different than yours doesn't mean they're unimportant.)

누군가에겐 평범한 삶도, 시시한 어른의 삶도 커다란 의미가 있다. 그 단조롭고 자명한 삶이야말로 유년의 기억을 더욱 값지게 하는 건 아닐까. 마치 조가 베스에게 읽어준 구절의 뒷부분처럼.

"얼마나 놀라운가. 모든 것이 자명하고, 자명하기에 사랑받는 이 달콤한 단조로움은"(What novelty is worth that sweet monotony where everything is known and loved because it is known.)

'작은 아씨들'〈사진〉은 루이자 메이 올컷의 소설로 마치가 네 자매의 성장담이다. 수차례 영화화됐던 이 작품은 2019년에 그레타 거윅 감독의 손으로 재제작됐다.

황석희 영화번역가

조선일보 2021년 1월 23일

기사 속 영어 문장을 읽고 따라쓰세요.

Just because my dreams are different than yours doesn't mean they're unimportant. (내 꿈이 네 꿈과 다르다고 해서 중요하지 않은 건 아니야.)

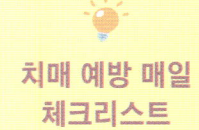

치매 예방 매일 체크리스트

- 30분 이상 햇빛을 보면서 산책을 하셨나요? **(예 / 아니오)**
- 평소 쓰지 않는 손으로 양치질을 하셨나요? (ex) 오른손잡이는 왼손으로 **(예 / 아니오)**
- 통화 혹은 대화한 사람이 몇 명인가요? (   )명

알면 더 재미있는 고사성어

太 平 聖 代
클 태 평평할 평 성인 성 대신할 대

: 어진 임금이 나라를 잘 다스리어 태평한 시대를 이르는 말.

요순시대는 전설상의 고대 중국으로 이상향의 시대를 의미합니다. 태평성대 또는 태평연월이라 불렀습니다. 어질고 착한 임금이 나라를 잘 통치해 무사하고 평안했던 시대였기 때문이지요. 요임금과 순임금은 자신의 아들이 아닌, 신하 중 어질고 훌륭한 인재에게 임금의 자리를 물려주었다고 합니다. 또 백성이 아프면 직접 보살피고 먹을거리가 없으면 손수 구제해주니 천하가 태평할 수밖에 없었겠지요. 그래서 요임금과 순임금은 마음이 어질고 신과 같이 지혜롭다 하여 모든 백성들의 존경과 사랑을 받았다고 합니다.

고사성어를 따라쓰세요.

太	平	聖	代	太	平	聖	代
클 태	평평할 평	성인 성	대신할 대	클 태	평평할 평	성인 성	대신할 대
太	平	聖	代	太	平	聖	代
太	平	聖	代	太	平	聖	代

萬物相

경복궁 수세식 화장실

하이힐은 원래 패션 용품이 아니었다. '풍속의 역사'를 쓴 독일 사학자 에두아르트 푸크스는 하이힐이 분뇨를 피하기 위해 고안됐다고 설명했다. 하수 처리 시설이 없는 각 가정에서 창밖으로 버린 분뇨를 밟지 않으려고 만든 신발이었다. 그러다가 16세기 영국에서 수조에 저장한 물을 내려보내는 방식의 수세식 변기가 등장하면서 거리 모습이 달라졌고 하이힐도 지금 같은 용도로 쓰이게 됐다. ▶수세식 화장실 역사는 1만년 전 스코틀랜드에서 유적이 발견될 만큼 오래됐다. 우리도 8세기 통일신라의 안압지 인근에서 물로 분뇨를 흘려보내는 수세식 화장실이 출토됐다. 로마 제국 시절 프랑스 남부 도시 비엔에는 겨울철 엉덩이가 시리지 않도록 난방 장치까지 갖춘 수세식 화장실도 있었다. 하지만 수세식이 수인성 질병 창궐을 막지 못했다. 오히려 악화시켰다. 1850년대 영국에서 콜레라로 수만 명이 목숨을 잃었다. 조사 결과 분뇨를 정화 과정 없이 템스강에 흘려보낸 것이 원인으로 밝혀졌다. 유럽의 공중 위생은 화장실 위생 개선의 역사다. ▶경복궁에서 150년 전 만들어졌다가 땅에 묻혔던 공중(公衆)화장실 유적이 엊그제 공개됐다. 수세식에다 정화 시설까지 갖췄다. 물 들어오는 곳보다 나가는 곳을 높여 잠시 머물게 하는 방식으

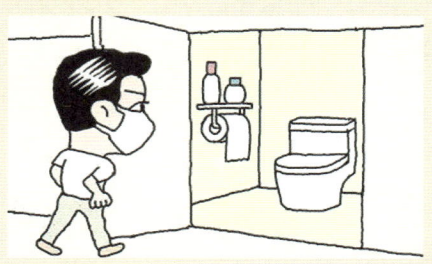

로 분변의 자연 발효를 촉진하는 과학적 구조다. 그러나 궁궐 안에서만 누리는 호사였다. 1894년 조선 땅을 밟은 영국인 이저벨라 버드 비숍은 "한양은 세계에서 베이징 다음으로 더러운 도시"라고 했다. 사람들은 거리에 인분을 그냥 버렸다. ▶'화장실이 불결한 나라'였던 한국은 1988 서울 올림픽과 월드컵을 계기 삼아 화장실 선진국으로 발돋움했다. 올림픽을 앞두고 재래식 화장실을 수세식으로 대거 교체했다. 하드웨어 개선에 이어 2002년 월드컵 때는 '화장실 청결하게 사용하기'라는 소프트웨어 도약도 이뤘다. 1999년부터 해마다 '아름다운 화장실' 공모전 등 다양한 캠페인을 벌이며 노력한 덕분이기도 하다. 외국인들은 이제 한국 화장실을 보고 감탄한다. 휴대폰을 꺼내 내부를 찍어 갈 정도도. ▶지난해 아름다운 화장실 대상을 받은 수원 화성행궁 인근 '미술관 옆 화장실'은 소지품 선반, 방수 콘센트, 동작 감시 센서와 LED 조명, 여성을 위한 수유실과 영유아 침대까지 갖췄다. 시민들 이용 행태도 선진국 수준이다. 지금도 세계 인구 10명 중 4명이 제대로 된 화장실 없이 질병에 노출된 채 살아간다. 지난 세기 중반까지 우리도 그런 나라였다. '한강의 기적'이 화장실에서도 이뤄진 셈이다.

김태훈 논설위원

조선일보 2021년 7월 10일

치매 예방 매일 체크리스트	• 30분 이상 햇빛을 보면서 산책을 하셨나요? (예 / 아니오) • 평소 쓰지 않는 손으로 양치질을 하셨나요? (ex) 오른손잡이는 왼손으로 (예 / 아니오) • 통화 혹은 대화한 사람이 몇 명인가요? ( )명

1 기사를 소리 내어 읽어보세요.

2 기사에서 색칠된 부분을 베껴 써보세요.

---

3 기사의 첫 번째 문장을 반대편 손으로 베껴 써보세요.
(오른손잡이 → 왼손으로, 왼손잡이 → 오른손으로)

오늘의 긍정 한 문장 따라쓰기

"어리석은 자는 멀리서 행복을 찾고,
현명한 자는 자신의 발치에서 행복을 키워간다."
• 제임스 오펜하임 •

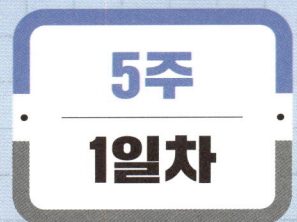

건강 기사 요약하기

소소한 건강 상식

모닝 커피 한 잔, 쾌변을 부른다네

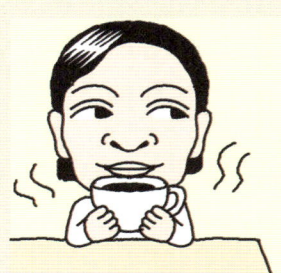 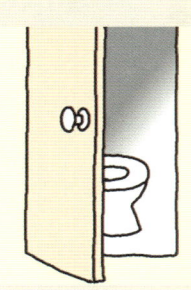

아침에 일어나 커피 한잔을 마시면 아랫배가 사르르한 느낌이 오면서 변의를 느낀다는 사람이 있다. 모닝 커피가 진짜 배변에 도움이 될까? 순천향대서울병원 소화기내과 이태희 교수는 "일부 건강한 사람과 변비 환자는 도움이 될 수 있다"고 말했다.

커피를 마시면 '위대장반사'가 활성화된다. 위에 음식이 들어가면 대장이 반사적으로 활동을 시작하는 것이다. 이태희 교수는 "커피 한 잔을 마시는 것이 1000kcal 음식을 섭취한 것과 유사한 정도로 위대장반사 효과를 보인다는 연구가 있다"고 말했다.

커피는 또한 대장 운동을 항진시키며, 대장 내 음식물의 장 통과 시간을 단축시키는 작용을 한다. 대장 중에서도 특히 S자 결장, 직장 운동을 증가시킨다. 이런 효과는 꼭 커피 속 카페인 때문만은 아니다. 이태희 교수는 "디카페인 커피도 카페인 커피보다는 덜하지만 효과가 있다는 것이 밝혀져 있다"며 "커피에 든 폴리페놀 등 수많은 성분이 복합적으로 효과를 내는 것으로 보인다"고 말했다.

그러나 커피는 대장 운동을 증가시켜 설사를 악화시킬 수 있다. 커피가 하부식도 괄약근의 압력을 감소시켜 위산이 역류하고, 속쓰림 증상이 악화될 수 있다. 위식도 역류 질환이 있으면 모닝 커피를 피해야 한다.

이금숙 기자

헬스조선 2020년 12월 31일

1 기사를 총 3회 소리 내어 읽고 체크하세요.

1회	2회	3회

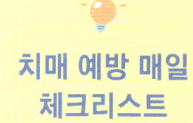

치매 예방 매일 체크리스트
- 30분 이상 햇빛을 보면서 산책을 하셨나요? **(예 / 아니오)**
- 평소 쓰지 않는 손으로 양치질을 하셨나요? (ex) 오른손잡이는 왼손으로 **(예 / 아니오)**
- 통화 혹은 대화한 사람이 몇 명인가요? (   )명

2 제목을 큰 소리로 읽은 후 제목을 가리고 기억해서 적어보세요.

3 기사를 3~4줄로 요약해 적어보세요.
  요약한 문장을 다른 사람에게 설명하듯이 읽어보세요.

📝 **오늘의 긍정 한 문장 따라쓰기**

"삶이 있는 한 희망은 있다."
· 키케로 ·

5주 2일차 — 뇌 훈련 게임 : 십자말풀이

5주차 테마 | **주방**

▶ **게임 규칙**

표의 초성과 힌트를 참고하여 오른쪽의 낱말 퍼즐을 풀어보세요.

가로 퀴즈

1. 기다란 손잡이 끝에 둥글고 오목한 부분이 있어 국물을 뜰 수 있게 한 도구.
2. 설거지를 자동으로 해주는 기계.
3. 밥을 먹을 때 사용하는 식기.
4. 달걀과 기름으로 만들며 하얀빛에 부드러운 맛이 난다. 주로 샐러드에 뿌려 먹는다.
5. 한국의 전통 반찬인 김치를 보관하기 위해 만든 전용 냉장고.
6. 길쭉한 채소로 이파리는 초록빛을 띠고 대부분은 흰색을 띤다.

세로 퀴즈

1. 전자기파를 사용해 식품을 가열하는 조리 기구.
2. 참깨로 짠 기름이며 고소한 향이 난다. 잡채를 만들 때 마지막에 넣어 향을 돋우기도 한다.
3. 재료를 넣고 갈아 주스를 만들 수 있는 기계.
4. 옷감이나 종이, 머리카락 등을 자르는 도구.
5. 천연 버터의 대용품으로 만든 지방성 식품. 인조버터 라고도 하다.
6. 된장, 고추장 등 장류가 담긴 독과 항아리 등을 두는 곳이다.

▶ **초성 힌트** : 낱말의 초성을 보고 생각해보세요.

	1 ㅈ				3 ㅁ
1 ㄱ	ㅊ		2 ㅊ		ㅅ
ㄹ	2 ㅅ	ㄱ	ㅅ	ㅊ	ㄱ
ㅇ		ㄹ			
ㅈ			3 ㅅ	4 ㄱ	ㄹ
				ㅇ	
4 5 ㅁ	ㅇ	ㄴ	ㅈ		
ㄱ					
ㄹ		5 ㄱ	ㅊ	ㄴ	6 ㅈ	ㄱ
					ㄷ
				6 ㄷ	ㅍ

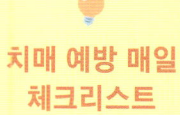

치매 예방 매일 체크리스트

- 30분 이상 햇빛을 보면서 산책을 하셨나요? **(예 / 아니오)**
- 평소 쓰지 않는 손으로 양치질을 하셨나요? (ex) 오른손잡이는 왼손으로 **(예 / 아니오)**
- 통화 혹은 대화한 사람이 몇 명인가요? ( )명

빈 칸을 채워보세요.

	1						3	
1				2				
		2						
						3	4	
	4 5							
				5			6	
							6	

* 정답은 104쪽에 있습니다.

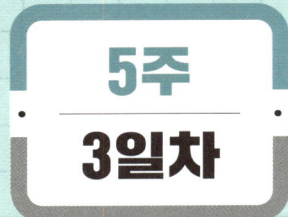

뇌 훈련 게임 : 스도쿠

▶ **게임 규칙**

1. 모든 가로줄과 세로줄에 숫자 1부터 6까지 한 번만 들어가도록 합니다.
2. 직사각형 블록 안에도 숫자 1부터 6까지 한 번만 들어가도록 합니다.

▶ 6×6

	5		2	4	3
	4				1
2	6		3		
				2	4
4			1		6
5			4		

		6			1
				2	3
3	4				6
					5
		4			2
		3		5	

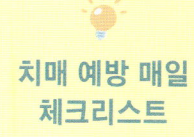

치매 예방 매일 체크리스트

- 30분 이상 햇빛을 보면서 산책을 하셨나요? **(예 / 아니오)**
- 평소 쓰지 않는 손으로 양치질을 하셨나요? (ex) 오른손잡이는 왼손으로 **(예 / 아니오)**
- 통화 혹은 대화한 사람이 몇 명인가요? (   )명

▶ 9×9

	5			9		3	1	
	9	6	3				5	2
			2		9			
3						6	4	5
1		4				3		8
5	2	8						7
		3		6				
4	1				3	5	6	
6	5		4			7		

				5	2			6
7		1						
6	5		8					
1		7		3	9			8
	4	8	5		1	3	6	
2			4	6			7	1
					5		7	4
							2	9
8			6	2				

* 정답은 103쪽에 있습니다.

5주 4일차 — 영어 한 문장·고사성어 쓰기

황석희의 영화 같은 하루

쓰러져도 계속 자라기 때문이야

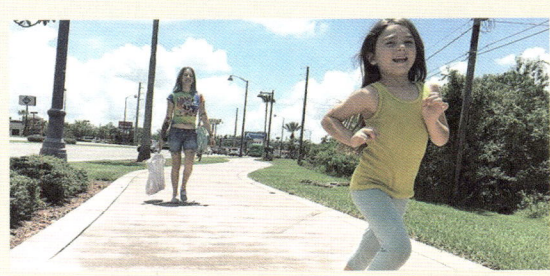

허름한 모텔에 사는 여섯 살 소녀 무니. 무니는 아빠도 없이 엄마와 모텔을 전전하는 삶을 살지만 엄마와 함께 있으면 세상에 부러울 게 없는 밝은 아이다. 다만 싸구려 모텔촌에서 자라다 보니 불건전한 환경 탓에 동네 아이들이 나이에 비해 입이 험하고 장난이 심하다. 이 개구쟁이들은 모텔에 못 보던 차가 들어오자 차에 침을 뱉으며 논다. 짐을 나르던 할머니가 뛰쳐나와 소릴 지른다. "너네 혼날래?" 아이들이 지지 않고 소릴 지른다. "꺼져, 이 걸레야!" 영화 '플로리다 프로젝트(The Florida Project·2018)'의 한 장면이다.

무니의 엄마 핼리는 어린 미혼모다. 직업도 없고 다혈질이라 늘 이웃들과 마찰을 빚지만 무니에게는 세상에 둘도 없는 좋은 친구다. 핼리는 은근히 자신과 딸을 챙겨주는 모텔 지배인 바비의 중재로 무니를 데리고 차 주인에게 사과하러 간다. 그리고 그 방에서 무니는 동갑내기 소녀 젠시를 만나고 단짝 친구가 된다.

하루는 젠시를 데리고 자기의 비밀 놀이터로 데려가서 가장 좋아하는 커다란 나무 위에 올라간다. 무니가 말한다.

"내가 이 나무를 왜 제일 좋아하는지 알아? 쓰러져도 계속 자라기 때문이야(Do you know why this is my favorite tree? 'Cause it tipped over and it's still growing)."

결국 무니에게도 냉혹한 현실이 찾아와 세상에서 가장 사랑하는 엄마는 물론이고 젠시와도 헤어진다. 하지만 쓰러져도 계속 자라는 나무를 사랑하는 무니는 지금도 어딘가에서 꿋꿋하고 밝게 자라고 있으리라 믿고 싶다.

황석희 영화번역가

조선일보 2021년 7월 3일

기사 속 영어 문장을 읽고 따라쓰세요.

Do you know why this is my favorite tree? 'Cause it tipped over and it's still growing. (내가 이 나무를 왜 제일 좋아하는지 알아? 쓰러져도 계속 자라기 때문이야.)

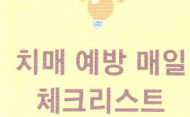

치매 예방 매일 체크리스트

- 30분 이상 햇빛을 보면서 산책을 하셨나요? **(예 / 아니오)**
- 평소 쓰지 않는 손으로 양치질을 하셨나요? (ex) 오른손잡이는 왼손으로 **(예 / 아니오)**
- 통화 혹은 대화한 사람이 몇 명인가요? (   )명

알면 더 재미있는 고사성어

道 聽 途 說
길 도   들을 청   길 도   말씀 설

: 길에서 듣고 길에서 말한다.
: 길거리에서 퍼져 돌아다니는 뜬소문을 이르는 말.

도청도설은 공자의 〈논어〉에 나오는 말입니다. 공자는 "길에서 듣고 길에서 말하면 덕(德)을 버리는 것이다"라고 말했습니다. 어떤 말을 들으면 그 말을 자기 것으로 만들어야 합니다. 그 말이 좋은 말인지, 나쁜 말인지, 틀림은 없는지를 잘 생각하고 판단해야 합니다. 그 말을 아무런 고민 없이 다른 사람에게 전한다면 잘못된 소문을 퍼뜨리는 일이 될 수 있습니다. 이는 자신의 덕을 버리는 것과 같습니다. 이와 비슷하게 사용하는 말로 가담항설(街談巷說)이 있습니다. 길거리나 세상 사람들 사이에 떠도는 이야기나 뜬소문을 이르는 말입니다.

고사성어를 따라쓰세요.

道	聽	途	說	道	聽	途	說
길 도	들을 청	길 도	말씀 설	길 도	들을 청	길 도	말씀 설
道	聽	途	說	道	聽	途	說
道	聽	途	說	道	聽	途	說

萬物相

명당

조선 세종 때 문신 어효첨은 풍수지리와 명당(明堂)을 믿지 않았다. 아버지도 집 뒷산에 묻었다. 세종에게 풍수지리를 믿지 말라는 상소까지 올렸다. 세종이 "효첨이 옳긴 하나 부모 장사에도 이 법을 쓰지 않았단 말인가?"라며 의아해하자 정인지가 말했다. "그 아버지 묘 부근에 용(龍) 호(虎) 귀(龜) 작(雀)을 놓았으니 풍수의 법을 믿지 않았다고 할 수는 없습니다." 하지만 어효첨은 훗날 모친 산소도 아버지와 같은 곳에 썼다. ▶명당 찾는 심리를 미신으로만 치부할 건 아니다. 오늘날 합리적 관점에서 봐도 수긍할 부분이 있다. 풍수학자인 최창조 전 서울대 교수는 명당을 '사람이 활동하는 장(場)'이라 했다. 고정된 장소도 아니다. 조선일보에 '국운풍수'를 연재하는 김두규 우석대 교수는 "사람이 활동하는 판이 바뀌면 명당도 이동한다"고 설명한다. 산과 하천에 길과 다리를 놓고, 그 길을 따라 권력과 돈이 몰리는 자리가 명당이란 얘기다. 서울 지도를 4등분하고 네 지역이 만나는 곳에 병원을 지었다는 이도 있다. 사통팔달해야 명당이란 이유에서다. ▶서울에선 3면이 산에 둘러싸이고 전면에 한강이 흐르는 경복궁 일대가 손꼽히는 명당이다. 그 명당에 자리 잡았는데 조선왕조는 처참하게 망가지다가 결국 망국까지 당했다. 몇 해 전 한 문화계 인사가 "풍수상의 불길한 점을 생각할 적에 청와대를 옮겨야 한다"고 말해 논란을 빚기도 했다. 청와대 대통령들의 말년이 대부분 좋지 않은 것은 사실이다. 하지만 그곳에서 대한건국의 기적이 시작된 것 또한 사실이다. ▶1등 당첨자가 19번 나왔다는 용인의 한 로또 판매점에 사람이 몰리는 바람에 교통체증이 빚어져 결국 도로를 넓히게 됐다고 해서 화제다. 부산에는 1등 당첨자가 30번 넘게 나온 명당도 있다고 한다. 로또 최고 당첨액(407억원)이 나

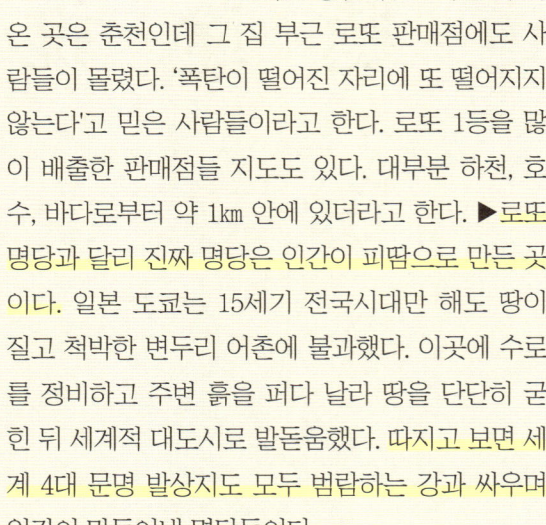

온 곳은 춘천인데 그 집 부근 로또 판매점에도 사람들이 몰렸다. '폭탄이 떨어진 자리에 또 떨어지지 않는다'고 믿은 사람들이라고 한다. 로또 1등을 많이 배출한 판매점들 지도도 있다. 대부분 하천, 호수, 바다로부터 약 1km 안에 있더라고 한다. ▶로또 명당과 달리 진짜 명당은 인간이 피땀으로 만든 곳이다. 일본 도쿄는 15세기 전국시대만 해도 땅이 질고 척박한 변두리 어촌에 불과했다. 이곳에 수로를 정비하고 주변 흙을 퍼다 날라 땅을 단단히 굳힌 뒤 세계적 대도시로 발돋움했다. 따지고 보면 세계 4대 문명 발상지도 모두 범람하는 강과 싸우며 인간이 만들어낸 명당들이다.

김태훈 논설위원

| 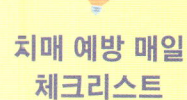 치매 예방 매일 체크리스트 | • 30분 이상 햇빛을 보면서 산책을 하셨나요? (예 / 아니오)
• 평소 쓰지 않는 손으로 양치질을 하셨나요? (ex) 오른손잡이는 왼손으로 (예 / 아니오)
• 통화 혹은 대화한 사람이 몇 명인가요? (　　)명 |

1 기사를 소리 내어 읽어보세요.

2 기사에서 색칠된 부분을 베껴 써보세요.

3 기사의 첫 번째 문장을 반대편 손으로 베껴 써보세요.
(오른손잡이 → 왼손으로, 왼손잡이 → 오른손으로)

 오늘의 긍정 한 문장 따라쓰기

"진정으로 웃으려면 고통을 참아야 하며,
나아가 고통을 즐길 줄 알아야 해."
· 찰리 채플린 ·

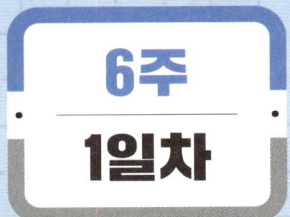

건강 기사 요약하기

소소한 건강 상식

감기 걸렸을 때 왜 한쪽 코만 막힐까?

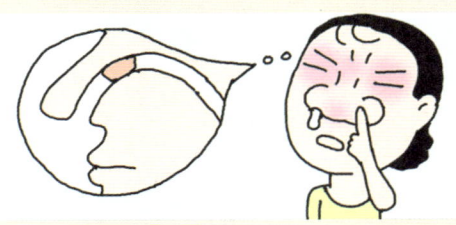

감기에 걸리면 유독 한 쪽 코만 막히는 경우가 많다. 왜 그럴까. 이는 콧구멍을 번갈아 사용하며 숨쉬는 방법과 연관이 있다.

콧구멍 안쪽에는 필터링 역할을 하는 '하비갑개'라는 동그란 부위가 있다. 하비갑개는 자신의 크기를 늘리거나 줄여 체내에 들어오는 공기의 ▲온도 ▲습도 ▲먼지 등을 조절한다. 고려대구로병원 이비인후·두경부외과 박일호 교수는 "숨쉴 때 오른쪽과 왼쪽 콧구멍이 3~4시간 간격으로 번갈아가면서 호흡을 전담하는데, 이때 숨 쉬는 쪽의 하비갑개가 같이 부푼다"고 말했다.

감기에 걸리면 하비갑개가 부풀어올라 콧구멍을 완전히 막아 숨쉬기 힘들어질 수 있다. 반대로 하비갑개가 부풀지 않은 콧구멍으로 숨을 쉬면 코가 뻥 뚫린 느낌이 든다.

감기 등 원인으로 콧구멍이 급성으로 막힌 사람은 감기를 치료하면 증상이 사라진다. 박일호 교수는 "코가 막힌다고 지나치게 풀면 중이염 등 부작용이 나타날 수 있다"며 "특히 코막힘 완화제는 자율신경계를 마비시키기 때문에 5일 이상 남용하면 약물 유발성 코막힘이 발생할 수 있어 사용을 주의해야 한다"고 말했다. 감기에 걸리지 않았는데도, 코막힘 증상이 심하다면 정확한 원인을 찾아야 한다. 박일호 교수는 "알레르기성·직업성·노인성 비염 때문인지, 코 구조가 비대칭인지 등 상태를 자세하게 검사받아야 한다"고 말했다.

유대형 기자

헬스조선 2019년 11월 26일

1 기사를 총 3회 소리 내어 읽고 체크하세요.

1회	2회	3회

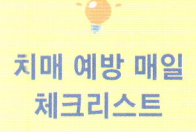

치매 예방 매일 체크리스트
- 30분 이상 햇빛을 보면서 산책을 하셨나요? **(예 / 아니오)**
- 평소 쓰지 않는 손으로 양치질을 하셨나요? (ex) 오른손잡이는 왼손으로 **(예 / 아니오)**
- 통화 혹은 대화한 사람이 몇 명인가요? (   )명

2 제목을 큰 소리로 읽은 후 제목을 가리고 기억해서 적어보세요.

3 기사를 3~4줄로 요약해 적어보세요.
　 요약한 문장을 다른 사람에게 설명하듯이 읽어보세요.

오늘의 긍정 한 문장 따라쓰기

"신은 용기 있는 자를 결코 버리지 않는다."

· 켄러 ·

뇌 훈련 게임 : 십자말풀이

6주 2일차

6주차 테마 | 동물

▶ **게임 규칙**
표의 초성과 힌트를 참고하여 오른쪽의 낱말 퍼즐을 풀어보세요.

가로 퀴즈

1. 이 동물은 움직임이 매우 느리고 하루 18시간 정도 나무에서 잠을 잔다.
2. 바다에 사는 포유류로 초음파를 통해 서로 소통한다. 지능이 매우 좋은 것으로 알려져 있다.
3. 주로 중남미에 서식하며 목이 길고 털이 포근하다. 털은 깎아서 융단이나 의류에 사용된다.
4. 몸에 흰색, 검은색의 아름다운 가로 줄무늬가 있으며 사바나에서 무리를 지어 산다.
5. 이 동물은 음식을 먹을 때 물에 씻어 먹는 버릇이 있다. 이 동물의 이름을 딴 라면이 인기이기도 하다.
6. 머리에 하나 혹은 두 개의 뿔이 있는 동물로, 아프리카 사바나 지역에 분포하고 있다.

세로 퀴즈

1. 세계에서 가장 큰 뱀으로 독은 없다. 아마존에 서식하며 먹잇감을 몸통으로 졸라 사냥한다.
2. 영장류로 나이 많은 수컷이 무리의 수장이 되어 2~30마리 정도가 무리 생활을 한다. 털빛이 검고 위협을 받으면 가슴을 두드린다.
3. 바나나를 좋아한다고 알려진 동물이다.
4. 호주에 사는 동물이다. 몸은 회색빛이고 유칼리나무의 잎이나 새싹을 주식으로 먹는다.
5. 여름철에 말똥 따위를 굴려 굴속에 저장하고 그 속에 알을 낳아 성충, 애벌레의 먹이로 쓴다. 한국, 유럽, 동아시아 등지에 분포하는 곤충이다.
6. '□□□ 아저씨는 코가 손이래 과자를 주면은 코로 먹지요' 노랫말에 해당하는 동물은?

▶ **초성 힌트** : 낱말의 초성을 보고 생각해보세요.

	1 ㅇ					3 ㅇ
	1 ㄴ	ㅁ	ㄴ	ㅂ		ㅅ
	ㅋ					ㅇ
	ㄷ		2 ㄷ	2 ㄱ	ㄹ	
				ㄹ		
4 ㅋ				ㄹ		
3 ㅇ	ㅠ	ㅋ		4 ㅇ	ㄹ	5 ㅁ
ㄹ						ㅠ
		6 ㅋ	ㅃ	ㅅ		ㄱ
		ㄲ			5 ㄴ	ㄱ	ㄹ
		ㄹ				

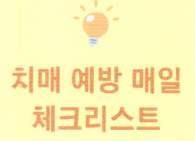

치매 예방 매일 체크리스트

- 30분 이상 햇빛을 보면서 산책을 하셨나요? **(예 / 아니오)**
- 평소 쓰지 않는 손으로 양치질을 하셨나요? (ex) 오른손잡이는 왼손으로 **(예 / 아니오)**
- 통화 혹은 대화한 사람이 몇 명인가요? (   )명

빈 칸을 채워보세요.

* 정답은 104쪽에 있습니다.

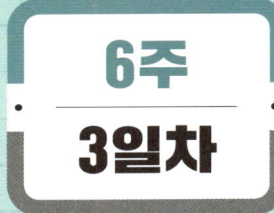

뇌 훈련 게임 : 스도쿠

▶ **게임 규칙**

1. 모든 가로줄과 세로줄에 숫자 1부터 6까지 한 번만 들어가도록 합니다.
2. 직사각형 블록 안에도 숫자 1부터 6까지 한 번만 들어가도록 합니다.

▶ 6×6

1		4			2
	3			5	
3		1		2	
	4		6	3	1
6	1	5		4	
		3			

3			4		
1				2	
		5	2	3	
6					
				6	5

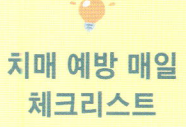

치매 예방 매일 체크리스트

- 30분 이상 햇빛을 보면서 산책을 하셨나요? **(예 / 아니오)**
- 평소 쓰지 않는 손으로 양치질을 하셨나요? (ex) 오른손잡이는 왼손으로 **(예 / 아니오)**
- 통화 혹은 대화한 사람이 몇 명인가요? ( )명

▶ 9×9

				2			8	5
	4		1		5	7		
8		7	3	9			1	
2	3				8			9
	9			4		6		
5			7				4	1
	2			6	4	1		7
		4	2		1		3	
1	8			7				

			9	3	5		6	1
			5		6		9	
						4		
			8			1	5	
			6		4		8	7
				1	6			3
					8			
				5	3			7
			9	4			6	2	5

* 정답은 103쪽에 있습니다.

6주 4일차 영어 한 문장·고사성어 쓰기

황석희의 영화 같은 하루

내 모든 것

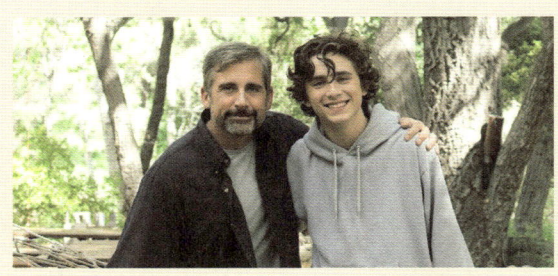

"널 향한 내 마음은 '모든 것'이야(What I feel for you is everything.)" 데이비드(스티브 커렐 분)는 어린 아들 닉(티모테 샬라메 분)에게 알 수 없는 말을 한다. 의아한 얼굴로 바라보는 아들에게 답한다. "널 세상 모든 것보다 사랑해(I love you more than everything)." 이렇게 '모든 것(Everything)'은 둘만의 애정 어린 암호가 된다. 영화 '뷰티풀 보이(Beautiful Boy·2018)'의 한 장면이다.

다시 시간이 흘러 장면은 닉의 열여덟 살 때로. 데이비드는 초조한 모습으로 샌프란시스코의 어느 카페에서 닉을 기다린다. 닉은 퀭한 눈과 초췌한 몰골로 카페로 들어온다. 어색한 침묵이 흐른 후 닉이 입을 뗀다. 지금 있는 곳은 자신에게 나쁜 영향을 끼친다며 뉴욕으로 갈 돈을 달라며. 데이비드는 닉의 말이 거짓임을 안다. 닉은 마약 중독자로 재활원을 전전하다 결국 데이비드의 만류에도 재활원을 뛰쳐나와 혼자 생활 중이다. 닉은 약을 끊은 지 5일이 됐다고 하지만 누가 봐도 영락없는 마약 중독자의 모습이다. 데이비드는 도저히 돈을 줄 수가 없다. 밥이라도 먹자, 숙소라도 잡아주마 하는 말에도 닉은 분노하며 카페를 뛰쳐나간다.

데이비드는 닉을 이해하고 치료하기 위해 마약을 연구하고 심지어 본인에게 투약하기도 하며 목숨을 걸고 아들을 치유하기에 나선다. 닉은 약에서 헤어 나오지 못하고 끝없이 데이비드에게 손을 벌리지만 데이비드는 원칙을 지키는 것이 자신의 아들, 자신의 모든 것(everything)을 지키는 길임을 깨닫고 매정하게 손을 뿌리치며 혼자 울음을 삼킨다.

이에 분노하는 아내에게 이렇게 답한다. "우리가 사람들을 구할 순 없어. 하지만 곁에 있어 줄 순 있어(I don't think you can save people. You can be there for them)."

산 사람을 애도하는 삶을 그만두고 모든 것을 구하기 위해 부모로서 불가능한 선택을 한 아버지. 아들은 그의 손을 잡는다.

황석희 영화번역가

조선일보 2021년 5월 29일

기사 속 영어 문장을 읽고 따라쓰세요.
What I feel for you is everything. (널 향한 내 마음은 모든 것이야.)

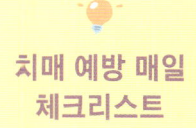

치매 예방 매일 체크리스트

- 30분 이상 햇빛을 보면서 산책을 하셨나요? (예 / 아니오)
- 평소 쓰지 않는 손으로 양치질을 하셨나요? (ex) 오른손잡이는 왼손으로 (예 / 아니오)
- 통화 혹은 대화한 사람이 몇 명인가요? (   )명

알면 더 재미있는 고사성어

孤軍奮鬪
외로울 고 군사 군 떨칠 분 싸울 투

: 남의 도움을 받지 않고 힘에 벅찬 일을 잘해 나가는 것을 비유적으로 이르는 말.

고군분투에는 두 가지 의미가 있습니다. 하나는 남의 도움을 받지 않고 힘에 벅찬 일을 잘해 나가는 상황을 뜻합니다. 또 다른 의미로는 홀로 떨어져 도움을 받지 못하게 된 군사가 많은 수의 적군과 용감하게 싸우는 것을 말합니다. 〈삼국지〉에는 고군분투가 잘 어울리는 상황을 찾을 수 있습니다. 201년, 여남 전투에서 조조의 군대에게 패배한 유비는 신야성으로 피신하려 합니다. 그러나 유비의 부인과 아들 유선은 피신 행렬에 함께 하지 못해 위기에 처합니다. 이때 장수 조자룡은 무려 10만 명이나 되는 조조의 군대를 뚫고 아들 유선을 무사히 구출해 오는데, 이러한 상황을 고군분투라 말합니다.

고사성어를 따라쓰세요.

孤	軍	奮	鬪	孤	軍	奮	鬪
외로울 고	군사 군	떨칠 분	싸울 투	외로울 고	군사 군	떨칠 분	싸울 투
孤	軍	奮	鬪	孤	軍	奮	鬪
孤	軍	奮	鬪	孤	軍	奮	鬪

6주 5일차 신문 칼럼 양손으로 베껴 쓰기

萬物相

50대 청년의 시대

움베르토 에코의 '책으로 천 년을 사는 방법'에는 갈수록 젊어지는 세상에 대한 콩트가 실려 있다. 에코는 자신이 젊었을 시절 20대 중반이면 이미 '청년'은 넘어선 나이였다며 향후 펼쳐질 '50세 청년' 세상의 모습을 그렸다. "말씀 낮추십시오. 저는 겨우 쉰 살입니다"라고 말하는 세상이 된다는 것이다. 실제로 그렇게 됐다. 요즘 50대가 버스 앞쪽 경로석에 앉는다는 것은 생각할 수도 없다. 20년 전만 해도 전혀 이상한 일이 아니었다. ▶미국의 51세 골프 선수 필 미켈슨이 그제 끝난 PGA 챔피언십에서 사상 첫 50대 메이저 우승 기록을 세웠다. 스무 살 아래 브룩스 켑카와 챔피언조로 나서 승리했다. 준우승한 남아공 루이 우스트히즌도 우리로 치면 40세다. 축구·농구 등 격렬한 종목을 빼면 40대 현역이 흔해지면서 노익장이란 말 자체가 어색해졌다. 체력 소모가 심한 테니스에서 나달·조코비치와 함께 세계 무대를 3분한 로저 페더러도 두 달 뒤면 40세다. ▶골프에서 나이가 문제되는 것은 근력보다는 순간 집중력 저하라고 한다. 미켈슨도 대회 전 "우승은 몸이 아닌 정신적 문제"라고 걱정했다. 하지만 2030에 전혀 뒤지지 않는 장타와 함께 높은 집중력도 발휘했다. 스포츠 의학에선 미켈슨이 2030 못지않은 집중력을 유지한 비결로 체력 훈련을 꼽는다. 미켈슨은 껌 씹기도 도움이 된다고 했다. 씹는 행위가 뇌 혈류를 최대 40% 늘려 집중력을 높이고 뇌를 젊게 유지한다는 연구도 있다. ▶50대 메이저 우승은 미켈슨이 처음이지만 결코 그가 끝은 아닐 것이다. 언젠가 60대 우승도 나온다. 이미 톰 왓슨이 목전까지 갔다. 도쿄 노인의학연구소가 2007년 87세 노인의 건강과 체력을 조사했더니 1977년 70세에 해당했다. 30년 사이 17세가 젊어졌다. 요즘엔 자기 나이에 0.7을 곱하면 아버지 세대의 신체·정신·사회적인 나이와 맞먹는다고 한다. 지금 87세는 아버지 세대의 61세인 셈이다. 유엔이 65세를 고령자 기준으로 정한 것이 1956년이다. 여기에 0.7을 곱하면 45세다. 65세는 더 이상 노인이 아니란 얘기다. 정년 연장, 더 나아가 아예 정년을 없애자는 말이 나오지 않을 수 없다. '환갑' '진갑' 운운도 우스운 시대가 됐다. ▶세계에서 셋째로 평균 수명이 긴 홍콩은 노인을 '오래도록 젊다는 뜻'의 장청인(長靑人)이라 한다. 평균 수명 100세를 사는 '호모 헌드레드'가 인류를 규정하는 표현이 된다는 전망도 나온다. 중요한 것은 길어진 젊음을 어떤 열정으로 채우느냐가 될 것이다.

김태훈 논설위원

조선일보 2021년 2월 26일

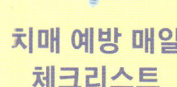

치매 예방 매일 체크리스트

- 30분 이상 햇빛을 보면서 산책을 하셨나요? (예 / 아니오)
- 평소 쓰지 않는 손으로 양치질을 하셨나요? (ex) 오른손잡이는 왼손으로 (예 / 아니오)
- 통화 혹은 대화한 사람이 몇 명인가요? (   )명

1 기사를 소리 내어 읽어보세요.

2 기사에서 색칠된 부분을 베껴 써보세요.

3 기사의 첫 번째 문장을 반대편 손으로 베껴 써보세요.
　　(오른손잡이 → 왼손으로, 왼손잡이 → 오른손으로)

 오늘의 긍정 한 문장 따라쓰기

"행복의 문이 하나 닫히면 다른 문이 열린다. 그러나 닫힌 문을
멍하니 보다가 열린 문을 보지 못하게 된다."

· 헬렌켈러 ·

쉬어가기

코너 1 　백년 습관 : 운동

노인 운동 방법, 잘 지키면 치매 예방 효과도

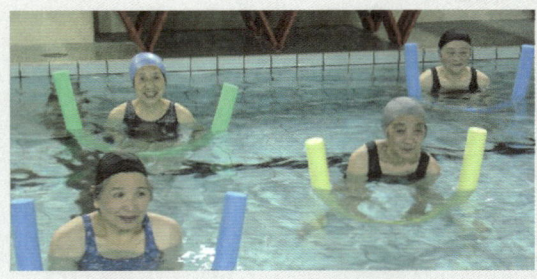

남녀노소를 막론하는 건강 유지 비결 중 하나가 운동이다. 그런데 최근의 많은 연구들이 운동에 '노인 인지기능 향상' 효과가 있다는 주장까지 제기하며 '노인 운동법'에 대한 관심이 커져가고 있다. 운동은 치매의 위험을 28%, 알츠하이머병의 위험을 45% 낮춘다. 전남대 의과대학교 재활의학교실 최인성 외 2명의 교수가 쓴 논문을 바탕으로 가장 바람직한 노인 운동법에 대해 알아본다.

유산소 운동

앉아 있는 것을 0점, 최대한의 노력을 10점으로 본다면 5~6점에 해당하는 중등도 강도의 유산소 운동은 주 5일, 7~8점(심박수와 호흡에서 큰 증가)에 해당하는 고강도 유산소 운동은 주 3일 시행하는 게 좋다. 중등도 강도 운동은 하루 누적 시간이 적어도 30분, 한 번에 10분, 지속적 고강도 운동은 적어도 하루에 20분간 시행한다. 유산소 운동 및 신체 활동에는 걷기·달리기·수영·자전거 타기·댄스·수중 에어로빅·테니스·등이 있다.

근력강화 운동

근력강화 운동은 적어도 주 2일 주요 근육군에 대한 8~10종의 운동을 각각 15회 반복한다. 근력을 강화하는 운동 및 신체 활동으로는 웨이트 장비나 운동 밴드를 이용한 운동, 필라테스, 땅 파기, 들어 올리기, 요가와 태극권 등이 있다.

유연성 운동

일상생활에 필요한 유연성을 유지하기 위해서는 적어도 하루에 10분, 주 2일의 유연성 운동이 필요하다. 유산소 운동이나 근력강화 운동을 시행할 때, 혹은 준비 운동 또는 마무리 운동을 할 때 함께 시행하는 것이 좋다. 주요 근육에 10~30초 정도의 스트레칭을 3~4회 시행하는 것이 좋다.

균형 운동

균형 운동은 낙상으로 인한 손상의 위험을 감소시키는 데도 매우 중요한 역할을 한다. 신체 균형을 맞추기 위해서는 손으로 벽을 짚고 뒤꿈치를 들은 채로 앉았다 일어서는 동작을 아침·저녁으로 각각 20~30회씩 시행하는 게 좋다. 또한 등을 대고 누운 자세에서 머리, 등 윗부분, 발꿈치만 바닥에 대고 허리와 엉덩이를 든 상태에서 10초 유지하는 동작을 하면 된다. 아침·저녁 각각 50회씩 시행한다.

이혜나 기자

헬스조선 2014년 2월 18일(발췌)

코너 2 　 두뇌 자극 색칠 공부

색연필로 도안을 색칠해보세요.
손끝을 움직이면 인지 능력이 향상됩니다.

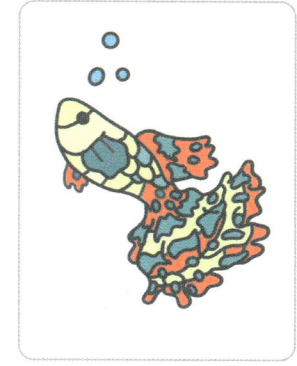

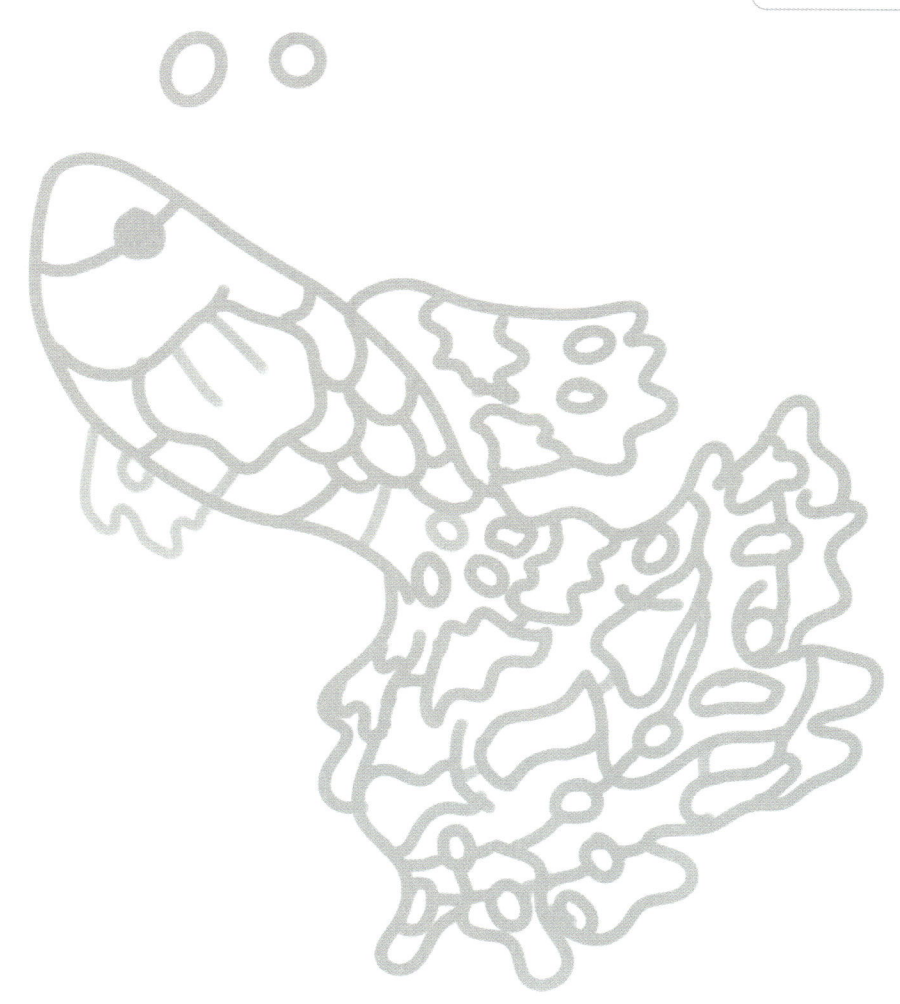

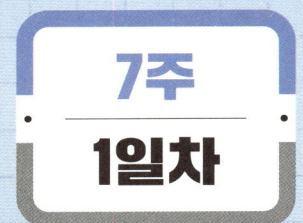

건강 기사 요약하기

소소한 건강 상식

갑자기 찐 살, 빨리 빼야 하는 이유

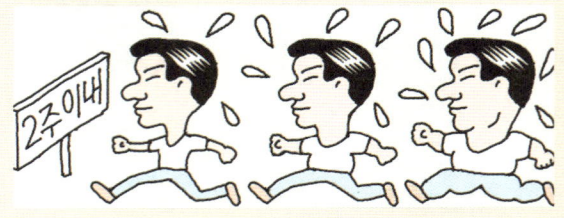

여름 휴가를 보낸 뒤 체중이 2~3kg 쪘다면 2주 내로 '바짝' 체중 감량을 해야 한다. 왜 그럴까?

갑자기 찐 살은 2주 내로 빼야 잘 빠지기 때문이다. 갑자기 찐 살은 실제 지방이 증가한 것이 아니라 '글리코겐'이 일시적으로 증가한 것이다. 글리코겐은 일종의 다당류로, 혈액에 포도당이 필요 이상으로 많으면 글리코겐 형태로 간(肝)과 근육에 저장된다.

365mc병원 대구점 서재원 대표원장은 "글리코겐이 지방보다 빼기가 쉽다"며 "글리코겐 무게 1kg을 빼는 데 소비해야 하는 칼로리는 지방 대비 7분의 1에 불과하다"고 말했다. 다만 2주를 넘겨서는 안된다. 서재원 대표원장은 "글리코겐의 저장 능력 한계치는 2주"라며 "2주 후면 글리코겐은 지방으로 전환된다"고 말했다. 글리코겐이 지방으로 전환돼 몸 안에 쌓이기 시작하면 살을 빼기 힘들고 지방 세포가 커지는 속도가 빨라져 체중이 쉽게 증가한다.

2주 동안은 음식 섭취량을 평소보다 20~30% 줄이고, 유산소 운동을 통해 체내 잉여 글리코겐을 에너지원으로 소비해야 한다. 단백질 위주의 식단과 함께 포만감을 주는 채소, 하루 8컵 이상의 수분을 섭취하는 것이 좋다.

이금숙 기자

헬스조선 2019년 9월 3일

1 기사를 총 3회 소리 내어 읽고 체크하세요.

1회	2회	3회

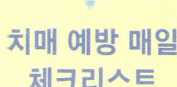

치매 예방 매일 체크리스트

- 30분 이상 햇빛을 보면서 산책을 하셨나요? (예 / 아니오)
- 평소 쓰지 않는 손으로 양치질을 하셨나요? (ex) 오른손잡이는 왼손으로 (예 / 아니오)
- 통화 혹은 대화한 사람이 몇 명인가요? (   )명

2 제목을 큰 소리로 읽은 후 제목을 가리고 기억해서 적어보세요.

---

3 기사를 3~4줄로 요약해 적어보세요.
요약한 문장을 다른 사람에게 설명하듯이 읽어보세요.

오늘의 긍정 한 문장 따라쓰기

"성공의 비결은 단 한 가지,
잘할 수 있는 일에 광적으로 집중하는 것이다."

· 톰 모나건 ·

7주 2일차 뇌 훈련 게임 : 십자말풀이

7주차 테마 | 국내 여행, 특산물

▶ **게임 규칙**
표의 초성과 힌트를 참고하여 오른쪽의 낱말 퍼즐을 풀어보세요.

가로 퀴즈

1. 담양의 특산물인 초록 식물이다. 내부가 비어있어 그릇이나 가재도구를 만들기도 한다.
2. 충주와 청송의 특산물로, 잘 익으면 붉은색이 되는 과일이다. 상쾌한 신맛과 단맛이 특징이다.
3. 흙을 잘 이겨 모양을 만든 뒤 고온에 구워낸 것으로 경기도 이천의 특산물이다.
4. 제주도의 유명한 과일이다. 주황빛이며, 보통 늦가을이 제철이다. 청을 담그기도 한다.
5. 연체동물로, 회를 쳐서 먹거나 볶음을 해먹는 해산물이다. 울릉도의 특산물이기도 하다.
6. 강화도에 가면 볼 수 있는 청동기 시대의 무덤 양식이다. 거대한 돌을 쌓아올려 만들었다.
7. 충청남도 천안의 특산물로, 팥 앙금과 호두를 틀에 넣어 만든 과자다.

세로 퀴즈

1. 경상남도 통영이 '이 공예'로 유명하다. 광채가 나는 조개껍데기를 여러 형태로 오려내어 기물의 표면에 박아 넣어 장식하는 공예다.
2. 포항의 겨울철 별미로 청어나 꽁치를 바닷바람에 얼렸다 녹였다 반복하며 만든 음식이다. 김, 파, 마늘, 상추 등과 함께 쌈으로 먹기도 한다.
3. 사람의 모양을 하고 있는 약초로, 원기 회복과 면역력 증진에 효과가 있다.
4. 벨기에 출신 지정환 신부는 1967년 전라북도 임실에 '이것' 공장을 지었다. 지금은 임실의 대표적인 특산물로 자리잡았다.

▶ **초성 힌트** : 낱말의 초성을 보고 생각해보세요.

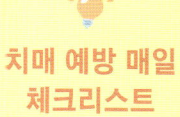

치매 예방 매일 체크리스트

- 30분 이상 햇빛을 보면서 산책을 하셨나요? **(예 / 아니오)**
- 평소 쓰지 않는 손으로 양치질을 하셨나요? (ex) 오른손잡이는 왼손으로 **(예 / 아니오)**
- 통화 혹은 대화한 사람이 몇 명인가요? ( )명

빈 칸을 채워보세요.

* 정답은 104쪽에 있습니다.

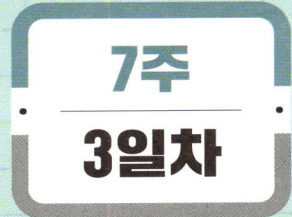

뇌 훈련 게임 : 스도쿠

▶ **게임 규칙**
1. 모든 가로줄과 세로줄에 숫자 1부터 6까지 한 번만 들어가도록 합니다.
2. 직사각형 블록 안에도 숫자 1부터 6까지 한 번만 들어가도록 합니다.

▶ 6×6

			4	3		
		1				4
		2	1	5	3	6
6	5	3				
			2		1	3
		3		4		

1					
4				1	2
				5	
2	6			4		3
						4
			2			

치매 예방 매일 체크리스트

- 30분 이상 햇빛을 보면서 산책을 하셨나요? (예 / 아니오)
- 평소 쓰지 않는 손으로 양치질을 하셨나요? (ex) 오른손잡이는 왼손으로 (예 / 아니오)
- 통화 혹은 대화한 사람이 몇 명인가요? (   )명

▶ 9×9

2					6			
				7		1		
6	1	7		2	4	3		9
3	8		2			9		7
7			9		6			4
5		6			8		3	1
8		3	4	5		1	2	6
	5		8					
		9						8

8	4			1				9
							1	5
		5		6		3		
					7		9	1
3		1	9		8	7		4
2	9		4					
		4		7		9		
6	3							
1			6				3	8

* 정답은 103쪽에 있습니다.

7주 4일차 영어 한 문장·고사성어 쓰기

황석희의 영화 같은 하루

살아만 있으면 이기는 거야

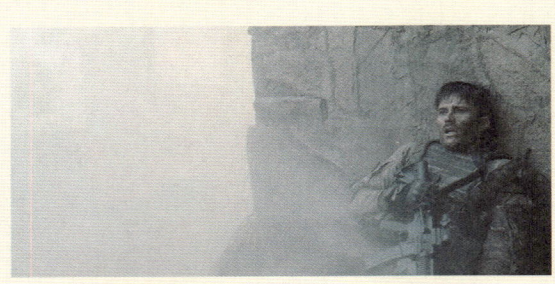

캄캄한 밤, 미군 헬기 한 대가 아프가니스탄 캄데시의 한 전초기지로 접근한다. 어디서 날아올지 모르는 탈레반의 로켓포를 의식해 조명도 일절 쓰지 않고 위험천만한 계곡을 비행해 도착한 그곳, 훗날 '키팅 기지'라 부르게 되는 'PRT 캄데시'다. 헬기에서 내린 경계 교대 병력 책임자 로메샤는 부하들과 막사에서 짐을 풀다가 전에 이 침상을 쓰던 사람이 써놓은 글귀를 발견한다. "상황이 나아지질 않는다(It doesn't get better)." 2006년 아프가니스탄에 있는 미군의 키팅 기지에서 벌어진 처절한 실화를 바탕으로 한 영화 '아웃포스트'(The Outpost·2020)의 한 장면이다.

아침이 되어 처음으로 기지를 제대로 구경하는 로메샤와 부하들은 황당할 따름이다. 이곳은 사방이 높은 산으로 둘러싸여 있는 분지 지형으로 포위 공격을 당하면 꼼짝없이 전멸할 수밖에 없는 기지다. 탈레반은 하루가 멀다 하고 숲에 숨어 미군 병사들을 저격하고 병사들은 24시간 경계 태세를 유지한 채 극도의 스트레스를 겪는다.

적을 섬멸할 수도, 편히 마음 놓고 지낼 수도 없는 곳에서 병사들은 목적 의식을 잃고 그저 생존에 집중한다. 병사들이 수도 없이 죽어 나간 이곳에선 군인의 능력이나 자질 따윈 상관없다. 살아남는 자가 훌륭한 군인이다. 로메샤가 푸념하듯 말한다. "무슨 수를 써서든 여기서 살아만 있으면 이기는 거야(As far as I'm concerned, we all stay alive out here, we win)." 연속된 지휘관의 전사로 결국 기지 철수가 확정되지만 이마저도 아프가니스탄 총선을 염두에 둔 미국 정부의 판단으로 3개월이나 연기되고 그 사이 지옥 같은 처참한 전투가 벌어져 양측 합쳐 200명 가까운 사상자가 발생한다.

크리스토퍼 말로가 옳았다. "처음 전쟁을 만든 자에게 저주 있으라(Cursed be he that first invented war)."

황석희 영화번역가

조선일보 2021년 8월 21일

기사 속 영어 문장을 읽고 따라쓰세요.
As far as I'm concerned, we all stay alive out here, we win.
(무슨 수를 써서든 여기서 살아만 있으면 이기는 거야.)

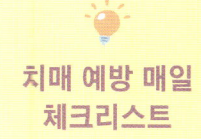

치매 예방 매일 체크리스트
- 30분 이상 햇빛을 보면서 산책을 하셨나요? **(예 / 아니오)**
- 평소 쓰지 않는 손으로 양치질을 하셨나요? (ex) 오른손잡이는 왼손으로 **(예 / 아니오)**
- 통화 혹은 대화한 사람이 몇 명인가요? (   )명

알면 더 재미있는 고사성어

棟梁之材
마룻대 동 들보 량(양) 갈 지 재목 재

: 기둥과 들보로 쓸 만한 재목이라는 뜻.
: 한 집안이나 나라를 떠받치는 중대한 일을 맡을 만한 인재를 이르는 말.

동량지재의 동량은 마룻대와 대들보라는 뜻을 지니고 있어요. 모두 집과 지붕을 떠받치는 중요한 재료로서, 주석(柱石)과 같은 의미로 쓰여요. 동량지재는 한 나라나 집안의 기둥이 될 만한 사람을 말합니다. 그런 위치에 오르기 위해서는 덕망 있고 능력도 뛰어나야겠지요. 오늘날에는 중요한 인재를 말할 때 사용하고 있어요. 비슷한 말로는 국사무쌍(國士無雙), 간성지재(干城之材) 등이 있습니다.

고사성어를 따라쓰세요.

棟	梁	之	材	棟	梁	之	材
마룻대 동	들보 량(양)	갈 지	재목 재	마룻대 동	들보 량(양)	갈 지	재목 재
棟	梁	之	材	棟	梁	之	材
棟	梁	之	材	棟	梁	之	材

萬物相

실패의 축적

1986년 1월 미국 우주왕복선 챌린저호 사고는 우주 도전사에서 참사 중 하나였다. 승무원 7명을 태운 챌린저호는 발사 73초 만에 가스 누출로 공중 폭발했다. 이 장면을 세계인이 생중계로 지켜보았다. 원인은 미터법을 쓰지 않은 데 있었다. 이음매를 미터보다 더 큰 단위인 인치로 설계하면서 로켓의 고무링에 틈새가 생긴 것이다. ▶'항공우주 개발의 역사=실패의 역사'다. 브라질은 2003년 로켓이 폭발하면서 발사대가 붕괴해 과학자 등 23명을 잃었다. 중국은 1996년 쓰촨성 우주센터에서 위성 탑재 로켓을 쏘아 올렸다. 그러나 발사 몇 초 만에 로켓이 심하게 기울더니 주변 민가로 추락했다. 중국의 언론 통제로 정확한 피해가 알려지지 않았지만 전문가들은 수백 명의 사상자가 생겼을 것으로 보고 있다. 인류 최초 달 착륙을 앞두고 이뤄진 최종 점검에서 우주인 3명 전원이 사망하는 비극도 있었다. ▶한국형 발사체 누리호는 21일 발사 후 2단과 3단 분리와 엔진 점화, 페어링 분리, 위성 분리까지 성공했으나 3단 엔진에 문제가 생기면서 위성 모사체를 목표 궤도에 진입시키지 못했다. 이번에 얻은 경험과 수치는 향후 발사 성공률을 높이는 데 기여할 것이다. 로켓 엔진은 경험을 축적하는 것 말고는 제대로 작동하게 만들 방법이 없다고 한다. 미국의 첫 우주 발사체 뱅가드도 1957년 12월 발사 후 1.5m도 솟구치지 못하고 2초 만에 폭발했다. ▶서울대 교수들이 쓴 책 '축적의 시간'은 "창조적 역량은 오랜 기간의 시행착오를 전제로 도전과 실패를 거듭하면서 축적하지 않고서는 얻을 수 없다"고 했다. 모든 기술은 실패의 축적으로 발전한다는 것이다. 수십만 개 부품이 극한 환경에서 정확하게 작동해야 하는 우주 발사체는 더 말할 필요도 없을 것이다. ▶실패가 축적돼 성공으로 가려면 과학자들이 '과학'만을 생각해야 한다. 누리호 발사 중계를 지켜보던 국민은 발사 14분 만에 뜬 '3단 엔진 정지 확인'이란 자막이 무엇인지 의아해했다. 무언가 잘못됐다는 느낌을 주는데 항공우주연구원은 아무런 발표도 설명도 하지 않았다. 그 사이 언론은 '발사 성공'이란 오보를 내보내야 했다. 항우연은 궤도 진입 각도 등 구체적인 수치도 제시하지 않았다. 그러더니 한 시간이나 지나서 대통령이 나와 '미완의 과제'라면서 위성 궤도 진입 실패를 알렸다. 아무것도 모르는 대통령이 아니라 과학자가 국민에게 발표하고 설명해야 할 일 아닌가. 내년 5월 누리호 2차 발사는 성공하기를 바란다.

김민철 논설위원

조선일보 2021년 10월 23일

| 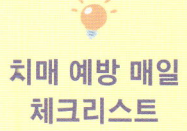 치매 예방 매일 체크리스트 | • 30분 이상 햇빛을 보면서 산책을 하셨나요? (예 / 아니오)
• 평소 쓰지 않는 손으로 양치질을 하셨나요? (ex) 오른손잡이는 왼손으로 (예 / 아니오)
• 통화 혹은 대화한 사람이 몇 명인가요? (   )명 |

1 기사를 소리 내어 읽어보세요.

2 기사에서 색칠된 부분을 베껴 써보세요.

---

3 기사의 첫 번째 문장을 반대편 손으로 베껴 써보세요.
   (오른손잡이 → 왼손으로, 왼손잡이 → 오른손으로)

 오늘의 긍정 한 문장 따라쓰기

"자신감 있는 표정을 지으면 자신감이 생긴다."

• 찰스다윈 •

8주 1일차 건강 기사 요약하기

소소한 건강 상식

많이 자서 머리 아플 땐 커피 한 잔 마셔보세요

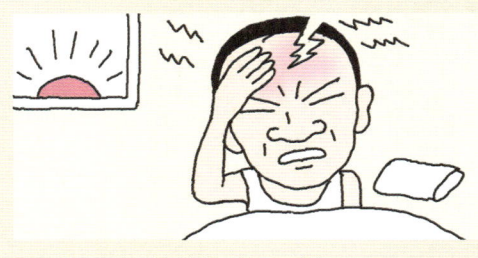

잠을 너무 많이 잤을 때, 두통이 생기는 경우가 있다. 왜 그럴까?

과도한 수면 후 발생하는 두통은 대부분 편두통이다. 삼성서울병원 신경과 이미지 교수는 "유전적으로 편두통 소인이 있는 사람들은 몸의 항상성이 깨졌을 때 두통을 잘 겪는다"며 "규칙적인 수면 패턴에서 벗어나 갑자기 많은 잠을 자면 뇌가 우리 몸의 항상성이 깨진 것으로 인식한다"고 말했다.

항상성이 깨지면 이를 관장하는 뇌 시상하부가 신호를 감지, 두개골·뇌막 등에 분포된 신경들을 활성화한다. 이 신경들은 혈관을 둘러싸고 있어, 혈관을 팽창시키면서 통증을 유발한다.

이럴 때는 커피를 한 잔 마셔보자. 이미지 교수는 "커피 속 카페인이 팽창된 혈관을 수축시켜 통증을 완화한다"며 "단, 커피를 자주 마시면 오히려 편두통이 악화될 수 있어 주의가 필요하다"고 말했다.

수면 후 두통 중 일부는 잘못된 자세로 오래 잠을 자 발생하는 '긴장형 두통'일 수도 있다. 높이가 맞지 않는 베개를 사용했거나, 쭈그린 자세로 자면 뒷목 근육이 긴장하면서 두통이 생길 수 있다. 아침에 일어났을 때 유독 두통이 심한 사람은 수면 무호흡증이 있거나 드물게 뇌종양일 수 있다. 이미지 교수는 "뇌종양이 있으면 자면서 뇌압이 올라 아침에 두통이 심해진다"고 말했다.

이해나 기자

헬스조선 2020년 10월 16일

1 기사를 총 3회 소리 내어 읽고 체크하세요.

1회	2회	3회

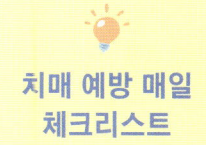

치매 예방 매일 체크리스트
- 30분 이상 햇빛을 보면서 산책을 하셨나요? **(예 / 아니오)**
- 평소 쓰지 않는 손으로 양치질을 하셨나요? (ex) 오른손잡이는 왼손으로 **(예 / 아니오)**
- 통화 혹은 대화한 사람이 몇 명인가요? (   )명

2 제목을 큰 소리로 읽은 후 제목을 가리고 기억해서 적어보세요.

3 기사를 3~4줄로 요약해 적어보세요.
요약한 문장을 다른 사람에게 설명하듯이 읽어보세요.

오늘의 긍정 한 문장 따라쓰기

"절대 어제를 후회하지 마라.
인생은 오늘의 내 안에 있고 내일은 스스로 만드는 것이다."

· L.론허바드 ·

뇌 훈련 게임 : 십자말풀이

8주 2일차

8주차 테마 | 농사

▶ **게임 규칙**
표의 초성과 힌트를 참고하여 오른쪽의 낱말 퍼즐을 풀어보세요.

가로 퀴즈

1. 논이나 밭을 매는 데 쓰이는 한국 고유의 연장이다.
2. 못자리에서 기른 모를 논에 옮겨 심는 일.
3. 고도가 높은 지역으로 여름에도 한랭한 지역이다.
4. 가을에 여문 곡식을 거두어들이는 농사일.
5. 가뭄이 들었을 때 비가 내리기를 기원하며 용신에게 제사를 지내는 국가 의례.
6. 강력한 원동기를 갖춘 작업용 자동차. 여러 가지 농작업기를 연결하여 동력을 공급하기도 한다.

세로 퀴즈

1. 봄·가을에 들판이나 개울에서 채취해 이용하던 잎줄기채소. 해독 작용이 뛰어난 것으로 알려져 복어지리에도 넣어 먹는다.
2. 동일한 농장에 두 종류의 농작물을 1년 중 서로 다른 시기에 재배하는 농법.
3. 토지를 기름지게 하고 초목의 생육을 촉진시키는 것.
4. 매운맛을 내는 향신료로 김치에 재료로 들어간다.
5. 갈색의 기다랗고 물컹한 벌레.
6. 김치, 전, 전골 등 한국 요리에 들어가는 대표 채소.
7. 곡식을 두들겨서 알갱이를 떨어내는 데 쓰는 연장.
8. 밭과 논에 비닐 필름을 씌운 온실.
9. 빨간 무라고도 불리는 채소로, 아삭한 식감과 풍부한 영양소를 함유하고 있다.

▶ **초성 힌트** : 낱말의 초성을 보고 생각해보세요.

	1.ㅎ	1.ㅁ		2.ㅇ		
		ㄴ		2.ㅁ	ㄴ	ㄱ
		ㄹ		ㅈ		
						6.ㅂ
3.ㅂ		3.ㄱ	4.ㄹ	5.ㅊ		4.ㅊ	ㅅ
ㄹ		ㅊ		ㄹ		
				ㅇ		7.ㄷ
		8.ㅎ				ㄹ
5.ㄱ	ㅇ	ㅈ				ㅁ
	ㅅ			9.ㅂ		
				6.ㅌ	ㄹ	ㅌ

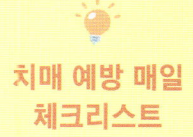

치매 예방 매일 체크리스트

- 30분 이상 햇빛을 보면서 산책을 하셨나요? **(예 / 아니오)**
- 평소 쓰지 않는 손으로 양치질을 하셨나요? (ex) 오른손잡이는 왼손으로 **(예 / 아니오)**
- 통화 혹은 대화한 사람이 몇 명인가요? **(   )명**

빈 칸을 채워보세요.

	1	1			2			
					2			
							6	
3		3	4		5		4	
							7	
	8							
5								
					9			
					6			

* 정답은 104쪽에 있습니다.

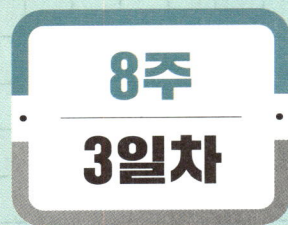

뇌 훈련 게임 : 스도쿠

▶ **게임 규칙**

1. 모든 가로줄과 세로줄에 숫자 1부터 6까지 한 번만 들어가도록 합니다.
2. 직사각형 블록 안에도 숫자 1부터 6까지 한 번만 들어가도록 합니다.

▶ 6×6

2					4
		5			
					3
1			2		
3					1
	1	4		5	

		5			
			6		
6					4
				5	2
		3			6
	4				2

치매 예방 매일 체크리스트

- 30분 이상 햇빛을 보면서 산책을 하셨나요? (예 / 아니오)
- 평소 쓰지 않는 손으로 양치질을 하셨나요? (ex) 오른손잡이는 왼손으로 (예 / 아니오)
- 통화 혹은 대화한 사람이 몇 명인가요? (　　　)명

▶ 9×9

		3	6			4	2	
	9						8	1
	8		3	9	1			6
		1		5			6	
3		8				7		5
	4			3		1		
4			5	7	2		1	
5	7							3
		1	9			3	2	

8			6					7
		3		2	8	5		
		6		7			8	
5	6					3	7	
	1		2		9		5	
		4	7				1	8
	3			4		1		
	2	1	9			8		
7				2				4

* 정답은 103쪽에 있습니다.

영어 한 문장·고사성어 쓰기

8주 4일차

황석희의 영화 같은 하루

당신은 혼자가 아니에요

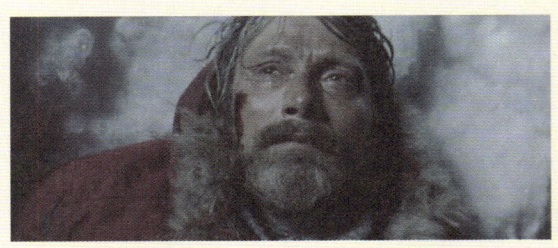

살아있는 생명체라곤 운이 좋으면 잡히는 북극송어와 멀찌감치서 어슬렁대는 북극곰뿐인 이곳. 비행기 추락 사고에서 혼자 살아남은 승무원 오버가드는 북극 한복판에서 오도 가도 못 하고 작은 비행기에 거처를 꾸려 간신히 목숨을 이어가고 있다. 오늘은 오랜만에 손바닥만 한 송어가 한 마리 잡혔다. 오버가드는 여느 때와 같이 익힐 수도 없는 송어의 배를 가르고 살점을 한 점, 한 점 천천히 씹는다.

영화 '아틱(Arctic·2017)'은 북극에 혼자 살아남은 이의 처절한 생존기다. 오버가드는 이 추운 곳에서 탈출은 엄두도 내지 못하고 그저 묵묵히 일상을 버텨낸다. 오버가드의 일상은 송어 낚싯대를 확인하고 누군가의 돌무덤을 정비하고 돌을 배치해 큼지막하게 바닥에 새겨둔 'SOS'를 확인하고 채널별로 무전기를 돌리는 것이다.

무인도에 조난당한 '캐스트 어웨이(Cast Away·2000)'의 주인공 척 놀랜드의 말이 떠오른다. "계속 숨을 쉬어야지. 내일도 해가 뜰 거니까. 파도가 뭘 가져다줄지 누가 알아(I gotta keep breathing, because tomorrow the sun will rise. Who knows what the tide could bring)?"

묵묵히 일상을 이어가는 것. 그것보다 나를 강하게 지탱해주는 게 있을까. 물론 사람이 평생 혼자서 일상을 이어간다는 건 불가능에 가까운 일이다. 척 놀랜드처럼 윌슨이라는 가상의 친구라도 있어야 한다. 벼랑 끝에 몰린 척을 붙들어 준 것도 다름 아닌 배구공 윌슨이었다.

오버가드는 마침 지나가는 헬기를 발견하고 온 힘을 다해 소릴 지른다. 안타깝게도 강풍에 추락한 헬기, 그리고 중상을 입고 살아남은 한 여자. 오버가드는 이 여자를 데려와 돌보며 비로소 이곳을 탈출할 용기를 끄집어낸다. 무거운 썰매에 여자와 짐을 싣고 불가능에 가까운 길을 나서며 건네는 말. 이 말은 그 여자에게 하는 말이었을까, 오버가드 자신에게 하는 말이었을까? "당신은 혼자가 아니에요(You are not alone)."

황석희 영화번역가

조선일보 2021년 3월 13일

기사 속 영어 문장을 읽고 따라쓰세요.
You are not alone. (당신은 혼자가 아니에요.)

치매 예방 매일 체크리스트	• 30분 이상 햇빛을 보면서 산책을 하셨나요? (예 / 아니오) • 평소 쓰지 않는 손으로 양치질을 하셨나요? (ex) 오른손잡이는 왼손으로 (예 / 아니오) • 통화 혹은 대화한 사람이 몇 명인가요? ( )명

알면 더 재미있는 고사성어

日 就 月 將 : 나날이 다달이 자라거나 발전함.
날 일   나아갈 취   달 월   장수 장

일취월장은 동양의 최초 시집이라 할 수 있는 〈시경(詩經)〉에서 유래했습니다. 시경에는 다음과 같은 시가 실려 있습니다. '이 못난 소자는 비록 총명하지 않지만 날로 달로 나아가 학문이 광명에 이를 것이니 맡은 일을 도와 나에게 덕행을 보여주오.' 이 시를 쓴 사람은 중국 주나라의 왕이었습니다. 그는 스스로 총명하지 못하지만 부지런히 배워 익히면 날로 달로 발전해 나아가 학문이 광명에 이를 것이므로 신하들이 서로 도와 어질고 착한 행실을 드러내 보여 달라고 하였습니다. 바로 이 구절에서 일취월장이 유래된 것입니다. 일치월장과 비슷한 의미로는 괄목상대(刮目相對)가 있습니다.

고사성어를 따라쓰세요.

日	就	月	將	日	就	月	將
날 일	나아갈 취	달 월	장수 장	날 일	나아갈 취	달 월	장수 장
日	就	月	將	日	就	月	將
日	就	月	將	日	就	月	將

萬物相

실패의 축적

영화 '스타워즈'에서 최고의 반전은 악당 다스베이더와 그에 맞서는 루크 스카이워커가 부자지간이란 사실이다. 다스베이더는 저항군에 속한 아들의 손목을 광선검으로 가차 없이 벤다. 부자간 충돌의 원천 이야기는 그리스 신화에서 자식을 잡아먹는 크로노스다. 뛰어난 수학적 재능을 가졌지만 겁이 많아 자신을 드러내지 못하는 영화 '굿 윌 헌팅'의 주인공 캐릭터는 성서 속 영웅 요나에서 따왔다. 고래에 먹히고도 탈출하는 요나가 신의 계시 앞에선 머뭇댄다. 전 세계적 흥행에 성공한 영화 상당수가 이처럼 옛이야기에서 소재를 찾는다. ▶지난 17일 넷플릭스에 공개된 한국 드라마 '오징어 게임'은 이야기가 아니라 한국 고유의 놀이를 소재로 전 세계인의 이목을 끌었다. '무궁화 꽃이 피었습니다' '구슬치기' '오징어' 등 우리에겐 친숙하지만 외국인들이 보면 낯선 놀이가 여럿 나온다. 이 작품이 한국 드라마론 처음으로 넷플릭스 시청 순위 세계 1위에 올랐다. 넷플릭스의 가장 큰 시장인 미국에서 1위를 꿰차더니 내쳐 유럽·아시아·중동·오세아니아를 휩쓸며 66개 나라에서 최고 자리를 차지했다. ▶한국적 소재를 동시대 세계인이 공감할 테마와 잘 버무린 것이 흥행 비결로 꼽힌다. 빚더미에 빠진 벼랑 끝 인생들이 거액의 상금을 두고

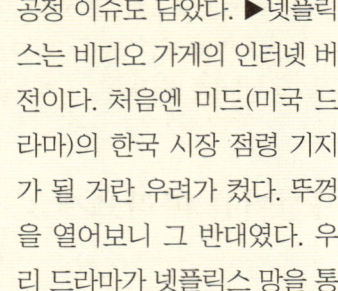

벌이는 살벌한 경쟁, 게임에서 지면 목숨마저 빼앗기는 자극적인 설정도 시청자 눈길을 사로잡았다. 여기에 '인생은 경쟁이 난무하는 전쟁터' '가난한 사람은 부자들이 갖고 노는 장기판의 말' 같은 주제를 녹였다. 최근 한국 사회에서 뜨거운 논란을 빚은 공정 이슈도 담았다. ▶넷플릭스는 비디오 가게의 인터넷 버전이다. 처음엔 미드(미국 드라마)의 한국 시장 점령 기지가 될 거란 우려가 컸다. 뚜껑을 열어보니 그 반대였다. 우리 드라마가 넷플릭스 망을 통해 세계 190여 나라 안방극장을 실시간으로 공략하고 있다. '오징어 게임'은 단 1주일 만에 '톱'이 됐다. 아카데미 4관왕에 오른 봉준호 감독의 '기생충'과 BTS가 일으킨 K팝 열풍도 K드라마에 대한 세계적 관심을 불러일으키는 데 일조했다. ▶미국 영화 '디파티드'는 홍콩 영화 '무간도' 스토리를 베껴 아카데미상까지 받았다. 넷플릭스에선 우리 작품이 그 역할을 하고 있다. 2013년 흥행한 한국 드라마 '굿닥터'가 미드로 제작돼 넷플릭스 망을 타고 세계로 퍼졌다. 한국산 좀비 영화 '킹덤'도 좀비물의 원조인 미국에서 톱 10 안에 들었다. K드라마의 성과가 문학·미술 등 순수예술로도 확장되길 기대한다.

김태훈 논설위원

조선일보 2021년 9월 27일

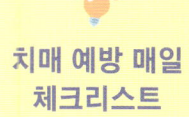

치매 예방 매일 체크리스트

- 30분 이상 햇빛을 보면서 산책을 하셨나요? (예 / 아니오)
- 평소 쓰지 않는 손으로 양치질을 하셨나요? (ex) 오른손잡이는 왼손으로 (예 / 아니오)
- 통화 혹은 대화한 사람이 몇 명인가요? (   )명

1 기사를 소리 내어 읽어보세요.

2 기사에서 색칠된 부분을 베껴 써보세요.

      ----

3 기사의 첫 번째 문장을 반대편 손으로 베껴 써보세요.
    (오른손잡이 → 왼손으로, 왼손잡이 → 오른손으로)

📝 오늘의 긍정 한 문장 따라쓰기

> "삶이 그대를 속일지라도 슬퍼하거나 노하지 말아라.
> 슬픈 날에 참고 견디라. 즐거운 날은 오고야 말리니."
>
> • 푸쉬킨 •

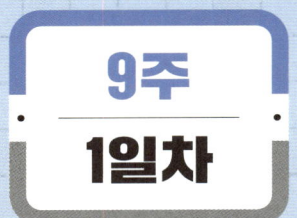

건강 기사 요약하기

소소한 건강 상식

오래 푹 잤는데, 몸이 왜 찌뿌둥하지?

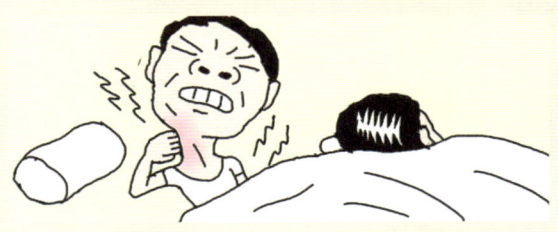

오래 자고 일어나면 몸이 찌뿌둥할 때가 있다. 목이 움직이지 않아 '담 결렸다'며 병원을 찾기도 한다. 오래 자면 상쾌할 것 같은데, 왜 이럴까? 강북연세병원 최일헌 병원장은 "잘못된 자세로 잤거나, 한 자세로 오래 잔 게 이유"라며 "이렇게 되면 근육이 과도하게 긴장하면서 뭉쳐 아침에 통증이 생기거나, 찌뿌둥하다고 느낀다"고 말했다.

목이 뻐근하다면 자신의 체형에 맞지 않게 높은 베개를 쓰거나, 팔베개 동작 등으로 목을 과하게 꺾은 상태로 잠들었을 가능성이 있다. 이때는 높이 자체가 낮은 베개나 경추형 베개로 바꾸는 게 좋다.

허리가 아프다면 무릎이나 엉덩이를 과도하게 펴고 잔 건 아닌지 확인해본다. 최일헌 원장은 "딱딱한 바닥에서 몸을 꼿꼿하게 펴고 자면 허리 긴장도가 높아질 수 있다"며 "무릎 밑에 베개를 깔거나, 죽부인 같은 원통형의 베개를 안고 자면 무릎과 엉덩이 관절을 살짝 굽힐 수 있어 허리 긴장도를 낮춰준다"고 말했다.

우리 몸은 항상 움직이게 만들어져 한 자세로 오랫동안 있어도 긴장한다. 잠들기 전 따뜻한 물로 샤워하거나 관절·근육을 부드럽게 이완시키는 스트레칭을 하고 자면 한 자세로 오랫동안 잠들어도 통증이 덜하다.

잠들고 일어난 뒤 생기는 근골격계 통증은 온찜질이나 스트레칭으로 관리하면 2~3일 내 호전된다. 2~3일 후에도 통증이 계속돼 일상생활이 힘들다면 병원을 찾는 게 좋다.

김수진 기자

헬스조선 2020년 3월 17일

1 기사를 총 3회 소리 내어 읽고 체크하세요.

1회	2회	3회

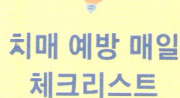

치매 예방 매일 체크리스트
- 30분 이상 햇빛을 보면서 산책을 하셨나요? **(예 / 아니오)**
- 평소 쓰지 않는 손으로 양치질을 하셨나요? (ex) 오른손잡이는 왼손으로 **(예 / 아니오)**
- 통화 혹은 대화한 사람이 몇 명인가요? (　　　)명

2 제목을 큰 소리로 읽은 후 제목을 가리고 기억해서 적어보세요.

3 기사를 3~4줄로 요약해 적어보세요.
요약한 문장을 다른 사람에게 설명하듯이 읽어보세요.

오늘의 긍정 한 문장 따라쓰기

"좋은 성과를 얻으려면 한 걸음 한 걸음이
힘차고 충실하지 않으면 안 된다."

· 단테 ·

9주 2일차 — 뇌 훈련 게임 : 십자말풀이

9주차 테마 | 외식 메뉴

▶ **게임 규칙**
표의 초성과 힌트를 참고하여 오른쪽의 낱말 퍼즐을 풀어보세요.

가로 퀴즈

1. 피자에 올려 먹는 치즈의 일종으로 따뜻할 때는 길게 주욱 늘어난다.
2. 사람이 갈증을 해소하거나 맛을 즐길 수 있도록 만든 마실 거리.
3. 쇠고기를 갈아 납작하게 만든 패티를 구워 양상추, 토마토 같은 채소와 함께 빵에 끼워 먹는 음식.
4. 오븐에 구운 서양 음식. 생크림을 바르거나 과일을 올려 장식하기도 한다.
5. 한국의 전통적인 발효 음식. 매 끼니 기본 반찬으로 먹으며 배추, 파, 부추 등 다양한 재료로 만든다.
6. 빵가루를 묻힌 돼지고기를 튀겨낸 요리. 소스에 찍어 먹는다.
7. 돼지고기의 한 부위. 살코기와 지방이 세 겹으로 되어 있어 육질이 부드럽고 고소하다.

세로 퀴즈

1. 중국요리의 대표적인 메뉴로, 춘장을 기본으로 한 진한 갈색의 소스가 특징이다.
2. 튀긴 닭고기를 여러 채소와 함께 볶은 중국요리.
3. 돼지고기 튀김에 달고 새콤하게 끓인 녹말 채소 소스를 끼얹은 중국요리.
4. 김에 찹쌀풀을 바르고 말린 뒤 기름에 튀긴 음식.
5. 이탈리아의 국수 요리로 토마토소스나 크림소스에 면을 비벼 먹는다.

▶ **초성 힌트** : 낱말의 초성을 보고 생각해보세요.

						3 ㅌ
	1 ㅁ	1 ㅉ	ㄹ	2 ㄹ	2 ㅇ	ㄹ	ㅅ
		ㅈ		ㅈ			ㅇ
		ㅁ		ㄱ			
3 ㅎ	ㅂ	ㄱ			4 ㅋ	ㅇ	ㅋ
4 5 ㄱ	ㅊ			6 ㄷ		5 ㅅ
	ㅂ					ㅍ
	ㄱ					ㄱ
		7 ㅅ	ㄱ	ㅅ		ㅌ

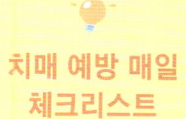

치매 예방 매일 체크리스트

- 30분 이상 햇빛을 보면서 산책을 하셨나요? **(예 / 아니오)**
- 평소 쓰지 않는 손으로 양치질을 하셨나요? (ex) 오른손잡이는 왼손으로 **(예 / 아니오)**
- 통화 혹은 대화한 사람이 몇 명인가요? (   )명

빈 칸을 채워보세요.

								3
	1	1		2		2		
3					4			
	4 5			6		5		
			7					

* 정답은 104쪽에 있습니다.

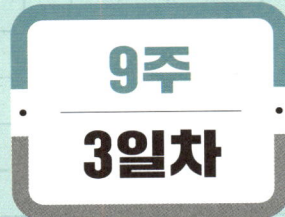

뇌 훈련 게임 : 스도쿠

▶ **게임 규칙**
1. 모든 가로줄과 세로줄에 숫자 1부터 6까지 한 번만 들어가도록 합니다.
2. 직사각형 블록 안에도 숫자 1부터 6까지 한 번만 들어가도록 합니다.

▶ 6×6

	2		6		
5					
		4	1		2
2	3		5	4	6
3				1	4
1		2		6	

		6		2	4
5			3		
			3	2	
		4			
			6		
				1	3

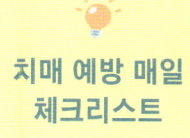

치매 예방 매일 체크리스트

- 30분 이상 햇빛을 보면서 산책을 하셨나요? **(예 / 아니오)**
- 평소 쓰지 않는 손으로 양치질을 하셨나요? (ex) 오른손잡이는 왼손으로 **(예 / 아니오)**
- 통화 혹은 대화한 사람이 몇 명인가요? (   )명

▶ 9×9

3		9		6		5	4	
	5		3		2			7
		4			9			
				9	7		5	6
	4	5				1	7	
9	7		8	1				
			1			4		
4			9		3		8	
	8	7		5		3		1

	1		8				2
	9	6		1	5		
8			4				6
	7	2					
9		3				2	5
						4	7
7					2		9
			1	3		6	2
6				7		5	

* 정답은 103쪽에 있습니다.

영어 한 문장·고사성어 쓰기

9주 4일차

황석희의 영화 같은 하루
자러 갈 시간을 아는 나이

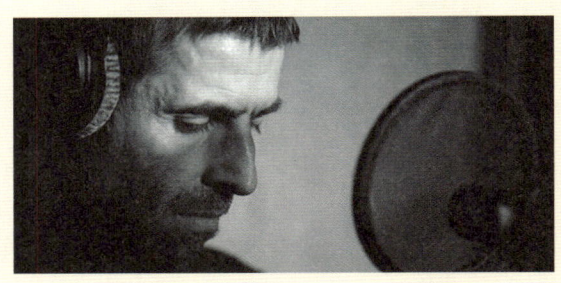

골든브리지를 배경으로 아침 조깅을 하고 있는 한 남자. 서글서글한 눈빛으로 아침 공기를 만끽하는 그는 성실한 삶을 사는 중년으로 보인다. 카메라 클로즈업, 맙소사. 과거 전설적인 영국 밴드 '오아시스'의 프론트맨, 술과 마약이 없으면 설명이 안 되던 희대의 악동 리엄 갤러거다. 리엄 갤러거의 복귀를 다룬 다큐멘터리 영화 '리암 갤러거(Liam Gallagher: As It Was·2020)'의 한 장면이다.

밴드의 중심이었던 형 노엘 갤러거가 리엄과 오랜 싸움 끝에 지쳐 오아시스를 탈퇴하자 리엄은 길을 잃고 만다. 새로운 밴드를 만들었지만 뜻대로 되지 않았고 몸과 마음이 무너져 음악계에서 이대로 끝나는가 했다. 그때 리엄 곁을 지켜준 사람이 데비. 데비의 헌신으로 리엄은 의욕을 찾기 시작한다.

새로 활동을 준비하는 리엄은 전과는 많이 다른 모습이다. 스튜디오에서도, 무대에서도 전처럼 오만하지 않고 다른 이들 의견에 귀 기울이며 천천히 리더의 모습으로 변해 간다. 어느덧 나이 쉰이 다 된 리엄에겐 이제야 성숙의 냄새가 난다. 소싯적 거칠 것 없는 청춘의 아이콘으로 여겨지던 그는 이제 자식들과 콘서트 투어를 함께하고 등산을 하고 몸을 관리하며 퍼포머로서 가치를 유지하려 애쓴다.

리엄은 아침 조깅 중 인터뷰에서 지난날을 회상하며 말한다. "남은 인생을 펍에서 보내고 싶진 않아. 이젠 자러 갈 시간을 아는 나이야(I don't wanna spend the rest of my days in pubs. I know when it's time to go to bed now)."

"성숙하지 않기 위해 싸우는 것이 인생의 목적(The purpose of life is to fight maturity)"이라는 말도 있지만 리엄의 성숙은 단순한 나이 듦이 아니라 나이테에 스민 묵직한 향기와 같다. 이런 성숙이라면 좋지 않을까.

황석희 영화번역가

조선일보 2021년 7월 10일

기사 속 영어 문장을 읽고 따라쓰세요.
I don't wanna spend the rest of my days in pubs. I know when it's time to go to bed now. (남은 인생을 펍에서 보내고 싶진 않아. 이젠 자러 갈 시간을 아는 나이야.)

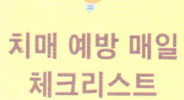

치매 예방 매일 체크리스트

- 30분 이상 햇빛을 보면서 산책을 하셨나요? (예 / 아니오)
- 평소 쓰지 않는 손으로 양치질을 하셨나요? (ex) 오른손잡이는 왼손으로 (예 / 아니오)
- 통화 혹은 대화한 사람이 몇 명인가요? (   )명

알면 더 재미있는 고사성어

作 法 自 斃
지을 작   법 법   스스로 자   죽을 폐

: 자기가 만든 법에 자기가 죽는다.
: 제가 놓은 덫에 제가 치인다는 것을 비유적으로 이르는 말.

진나라 효공은 진나라가 다른 나라로부터 무시 받을 정도로 전락한 것을 한탄했습니다. 과거의 영광을 되찾기 위해 상앙이라는 사람을 재상 자리에 앉혔습니다. 상앙은 낡은 법률 제도를 개혁해야 한다고 주장했습니다. 이를 다른 신하들은 반대했지만 효공이 찬성하여 법률이 개선되었고, 진나라는 다시 강력한 나라가 되었습니다. 하지만 효공이 죽자 상앙을 눈엣가시처럼 여기던 신하들은 상앙을 죽이려고 했습니다. 상앙은 도망치다가 어느 주막에 숨어들려고 했습니다. 하지만 주막 주인은 "손님의 신분을 확인하지 않고 재워드릴 수 없습니다. 이를 어기면 큰 벌을 받습니다"라며 거부했습니다. 이와 같은 법은 상앙 자신이 만든 법이었고 상앙은 "내가 만든 법 때문에 내가 죽는구나"라고 탄식했다고 합니다.

고사성어를 따라 써보세요.

作	法	自	斃	作	法	自	斃
지을 작	법 법	스스로 자	죽을 폐	지을 작	법 법	스스로 자	죽을 폐
作	法	自	斃	作	法	自	斃
作	法	自	斃	作	法	自	斃

萬物相

현대 수소차의 뿌리는 아폴로 우주선

"돈 걱정 말고 젊은 기술자들이 만들고 싶은 차를 만들어 보세요. 돈 아낀다고 똑같은 차 100대 만들지 말고, 100대 각각 다른 차로 만들어도 좋아요." 2006년 현대차 정몽구 회장이 수소차 연구팀에 이런 주문을 했다. 수소차 100대를 생산하는 정부 지원 프로젝트를 현대차가 맡게 됐을 때였다. 당시 정 회장은 2013년 세계 최초 양산형 수소차를 개발할 땐 2주일 이상 직접 수소차를 몰고 서울 한남동 자택과 양재동 현대차 본사를 오가기도 했다. ▶수소차의 핵심은 수소연료전지다. 현대차 수소연료전지의 뿌리는 미국 아폴로 우주선이다. 현대차 연구팀이 지난 2000년 수소차 개발을 위해 손잡은 파트너가 미국 방산업체 IFC(International fuel cells)였다. 아폴로 우주선, 우주왕복선에 연료전지를 공급해온 기업이다. 정 회장은 "수소 연료전지 설계를 배우는 교육비로 생각하자"며 1000만달러를 투자했고, 양사 기술진은 6개월 만에 싼타페 수소차를 만들어냈다. ▶수소연료전지 국산화에 올인 한 현대차는 2017년 국내 기술로 만든 수소차 넥쏘를 선보였다. 넥쏘는 1회 충전에 609㎞를 달려 도요타의 경쟁 차종을 압도했다. 자신감을 얻은 현대차는 세계 최초 수소 전기 트럭까지 생산, 스위스와 1600대 수출 계약을 맺었다. 현대차는 이제 수소차의 글로벌 리더라 불러 손색이 없다. 현대차가 엊그제 국내 15개 대기업과 공동으로 수소 산업 생태계 구축을 위한 협의체 '코리아 H2 비즈니스 서밋'을 출범시켰다. ▶세계 수소 패권 경쟁은 이미 치열하다. 미국은 2030년까지 수소차 120만대 보급, 수소 충전소 4300개 구축 프로젝트를 추진 중이다. 일본은 호주에서 그린 수소를 만들어 자국으로 가져오는 사업을 추진하고 있다. 중국은 2030년까지 수소차 100만대 보급을 추진 중이며, 유럽연합은 2030년까지 40GW 규모의 물 전기분해 설비를 구축해 최대 1000만t의 그린 수소를 생산하는 계획을 세웠다. ▶수소차는 온실가스 감축과 공기정화 기능까지 갖고 있다. 현대차가 만든 수소 트럭 1대가 8만㎞를 달리면 디젤 트럭 대비 70t의 이산화탄소 감축 효과를 낸다. 하지만 수소차의 운동에너지 전환율이 배터리 전기차의 절반 수준인 점, 현재 1%에 불과한 '그린 수소'를 어떻게 대량 생산할 것인지, 수소 충전망 구축 등 해결해야 할 난제가 적지 않다. 그런데 벌써 수소차 펀드에 투자금이 몰리고, 수소차 테마주가 급등한다. 아직 김칫국부터 마실 때는 아니다.

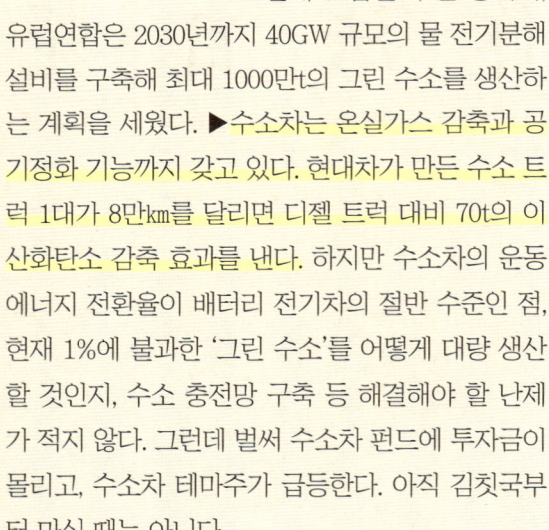

김홍수 논설위원

조선일보 2021년 9월 10일

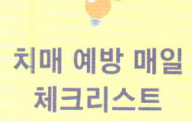

치매 예방 매일 체크리스트
- 30분 이상 햇빛을 보면서 산책을 하셨나요? (예 / 아니오)
- 평소 쓰지 않는 손으로 양치질을 하셨나요? (ex) 오른손잡이는 왼손으로 (예 / 아니오)
- 통화 혹은 대화한 사람이 몇 명인가요? (   )명

1 기사를 소리 내어 읽어보세요.

2 기사에서 색칠된 부분을 베껴 써보세요.

3 기사의 첫 번째 문장을 반대편 손으로 베껴 써보세요.
(오른손잡이 → 왼손으로, 왼손잡이 → 오른손으로)

 오늘의 긍정 한 문장 따라쓰기

"단순하게 살아라. 현대인은 쓸데없는 절차와 일 때문에
얼마나 복잡한 삶을 살아가는가?"

• 이드리스 샤흐 •

쉬어가기

코너 1 백년 습관 : 관계

노후 행복의 열쇠는 인간관계였다

특정 개인의 역사를 장기적으로 추적하는 '종적 연구'의 최고봉을 보여주는 '하버드대 2학년생 268명 생애 연구'는 1937년 당시 하버드 의대 교수 알리 복(Bock)이 시동을 걸었다. 연구를 재정적으로 지원한 백화점 재벌 W. T. 그랜트(Grant)의 이름을 따 '그랜트 연구'라고 불린다.

연구는 "잘 사는 삶에 일정한 공식이 있을까"라는 기본적인 의문에서 출발했다. 연구진에는 하버드대 생리학·약학·인류학·심리학 분야의 최고 두뇌들이 동원됐다. 이들은 정기적인 인터뷰와 설문을 통해 대상자의 신체적·정신적 건강을 체크했다.

268명 대상자 중 절반 정도는 이미 세상을 떠났다. 남은 이들도 80대, 90대에 이르렀다. 지난 42년 간 이 연구를 진행해온 조지 베일런트(Vaillant) 교수는 대상자들의 행적이 담긴 파일을 소개하며 "기쁨과 비탄은 섬세하게 직조(織造)돼 있다"는 윌리엄 블레이크(Blake·1757~1827)의 시구를 인용했다.

최고 엘리트답게 그들의 출발은 상쾌했다. 연방상원의원에 도전한 사람이 4명이었고 대통령도 나왔다. 유명한 소설가도 있었다. 그러나 연구 시작 후 10년이 지난 1948년부터 20명이 심각한 정신 질환을 호소했다. 50세 무렵엔 약 3분의 1이 한때 정신질환을 앓았다.

행복하게 나이 드는데 필요한 '행복 요소' 7가지 중, 50세에 5~6개를 갖춘 106명 중 절반이 80세에 '행복하고 건강하게' 살고 있었다. '불행하고 아픈' 이들은 7.5%에 그쳤다. 반면 50세에 3개 이하를 갖춘 이들 중 80세에 행복하고 건강하게 사는 사람은 아무도 없었다. 3개 이하의 요소를 갖춘 사람은 그 이상을 갖춘 사람보다 80세 이전에 사망할 확률이 3배 높았다.

50세 때 콜레스테롤 수치는 장수(長壽)와 무관했다. 장기적으로 봤을 때, 콜레스테롤 수치가 중요한 시기가 있고 무시해야 할 시기가 있다고 연구진은 밝혔다. 어릴 적 성격도 장기적으로는 영향력이 줄어들었다. 수줍음을 타던 어린이가 청년기에는 고전하더라도 70세에는 외향적인 아이들과 마찬가지로 '행복하고 건강하게' 살았다. 대학교 때의 꾸준한 운동은 그 후 삶의 신체적 건강보다는 정신적 건강에 긍정적인 영향을 끼쳤다.

성공적인 노후로 이끄는 열쇠는 지성이나 계급이 아니라 사회적 적성, 즉 인간관계였다. 형제·자매 관계도 중요하다. 65세에 잘 살고 있는 사람의 93%가 이전에 형제·자매와 원만하게 지낸 사람들이었다.

신정선 기자

2009년 5월 14일(발췌)

코너 2 두뇌 자극 색칠 공부

색연필로 도안을 색칠해보세요.
손끝을 움직이면 인지 능력이 향상됩니다.

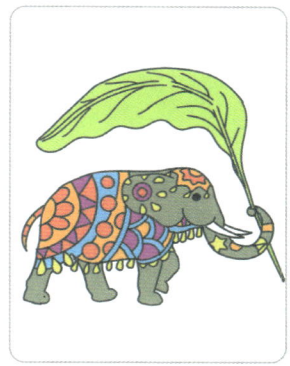

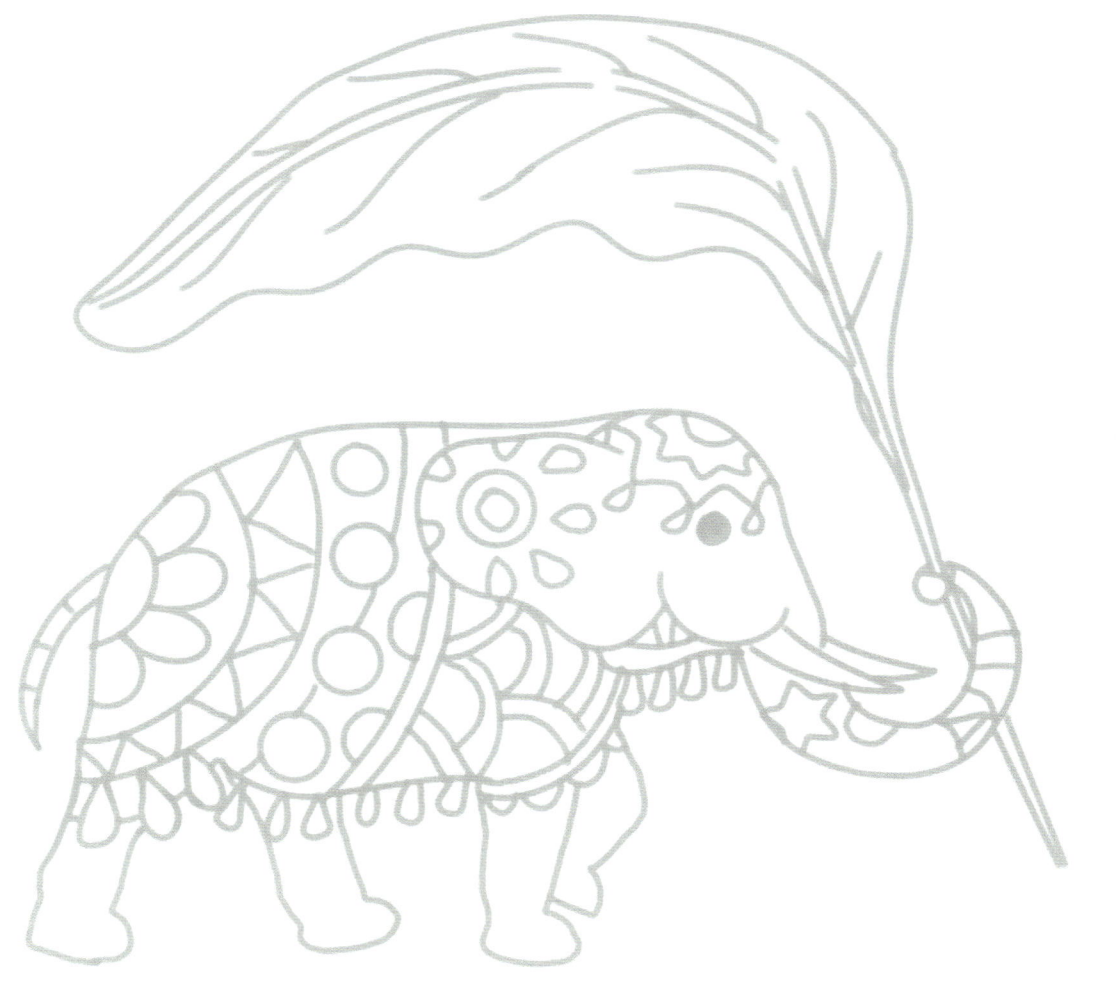

뇌 훈련 게임 : 스도쿠 답안지

1주

▶ 6×6

5	6	1	3	4	2
4	3	2	5	6	1
3	2	4	6	1	5
6	1	5	4	2	3
2	4	3	1	5	6
1	5	6	2	3	4

6	3	1	5	2	4
2	5	4	3	1	6
5	2	6	1	4	3
4	1	3	6	5	2
3	4	5	2	6	1
1	6	2	4	3	5

▶ 9×9

9	6	4	8	2	1	5	7	3
3	7	2	6	5	4	9	1	8
1	8	5	9	7	3	2	4	6
8	9	3	1	4	7	6	2	5
6	4	7	5	8	2	1	3	9
2	5	1	3	6	9	4	8	7
4	3	8	2	9	6	7	5	1
7	1	6	4	3	5	8	9	2
5	2	9	7	1	8	3	6	4

3	7	1	6	4	9	5	2	8
8	6	4	2	3	5	9	1	7
9	2	5	7	1	8	4	3	6
7	5	3	8	2	1	6	9	4
6	1	2	9	7	4	8	5	3
4	8	9	3	5	6	1	7	2
1	3	8	5	6	2	7	4	9
2	4	6	1	9	7	3	8	5
5	9	7	4	8	3	2	6	1

2주

▶ 6×6

5	4	2	3	6	1
3	6	1	5	2	4
6	1	5	2	4	3
4	2	3	1	5	6
1	5	4	6	3	2
2	3	6	4	1	5

6	5	4	3	2	1
3	2	1	6	5	4
2	3	6	1	4	5
1	4	5	2	6	3
5	1	2	4	3	6
4	6	3	5	1	2

▶ 9×9

1	2	7	9	4	8	5	3	6
9	8	3	5	6	2	7	4	1
4	6	5	1	7	3	2	8	9
6	7	9	8	2	4	3	1	5
2	5	4	3	9	1	6	7	8
3	1	8	7	5	6	4	9	2
8	4	1	2	3	5	9	6	7
5	9	6	4	8	7	1	2	3
7	3	2	6	1	9	8	5	4

6	8	5	4	7	2	9	1	3
9	2	1	3	8	5	7	6	4
7	3	4	9	6	1	2	5	8
2	1	3	6	9	4	8	7	5
5	9	7	1	3	8	4	2	6
4	6	8	5	2	7	1	3	9
1	7	9	8	5	3	6	4	2
3	4	6	2	1	9	5	8	7
8	5	2	7	4	6	3	9	1

3주

▶ 6×6

1	6	3	2	5	4
5	2	4	6	3	1
5	2	6	1	4	3
3	4	1	5	2	6
6	3	5	4	1	2
4	1	2	3	6	5

1	4	5	6	2	3
3	6	2	4	1	5
6	2	3	1	5	4
4	5	1	2	3	6
5	1	4	3	6	2
2	3	6	5	1	4

▶ 9×9

9	8	5	1	3	4	6	2	7
7	2	4	6	9	5	3	8	1
3	1	6	7	8	2	9	5	4
2	9	1	3	4	6	5	7	8
8	5	3	9	2	7	1	4	6
4	6	7	8	5	1	2	3	9
6	3	2	4	7	9	8	1	5
5	7	9	2	1	8	4	6	3
1	4	8	5	6	3	7	9	2

2	9	1	5	6	4	8	7	3
5	8	3	9	7	1	2	6	4
6	4	7	8	3	2	9	5	1
8	7	6	4	2	9	3	1	5
4	3	5	7	1	6	2	9	8
9	1	2	3	8	5	4	6	7
3	6	8	1	9	7	5	2	4
7	2	4	6	5	8	1	3	9
1	5	9	2	4	3	7	8	9

4주

▶ 6×6

1	5	3	4	2	6
6	4	2	1	5	3
4	3	1	2	6	5
5	2	6	3	1	4
3	1	5	6	4	2
2	6	4	5	3	1

2	6	3	1	4	5
5	1	4	3	2	6
1	5	2	6	3	4
3	4	6	2	5	1
4	3	1	5	6	2
6	2	5	4	1	3

▶ 9×9

6	8	3	2	4	5	1	9	7
5	4	7	8	9	1	2	6	3
2	9	1	3	7	6	4	8	5
8	5	9	6	1	7	3	2	4
1	6	2	4	5	3	8	7	9
7	3	4	9	2	8	6	5	1
3	7	6	1	8	9	5	4	2
9	2	8	5	3	4	7	1	6
4	1	5	7	6	2	9	3	8

2	1	9	6	8	7	4	5	3
4	6	5	2	9	7	1	8	3
7	8	5	3	1	4	6	9	2
8	4	2	1	6	5	3	7	9
6	5	7	9	3	8	2	4	1
1	9	3	4	7	2	8	6	5
9	2	1	8	4	6	5	3	7
3	6	8	7	5	1	9	2	4
5	7	4	2	9	3	1	8	6

5주

▶ 6×6

6	5	1	2	4	3
3	4	2	5	6	1
2	6	4	3	1	5
1	3	5	6	2	4
4	2	3	1	5	6
5	1	6	4	3	2

2	6	3	5	4	1
4	5	1	6	2	3
3	4	5	2	1	6
1	2	6	4	3	5
5	1	4	3	6	2
6	3	2	1	5	4

▶ 9×9

2	4	5	7	6	9	8	3	1
7	9	6	3	1	8	4	5	2
8	3	1	2	4	5	9	7	6
3	7	9	1	8	2	6	4	5
1	6	4	9	5	7	3	2	8
5	2	8	6	3	4	1	9	7
9	8	3	5	7	6	2	1	4
4	1	7	8	2	3	5	6	9
6	5	2	4	9	1	7	8	3

4	8	9	7	5	2	1	3	6
7	2	1	3	9	6	8	4	5
6	5	3	8	1	4	9	2	7
1	6	7	2	3	9	4	5	8
9	4	8	5	7	1	3	6	2
2	3	5	4	6	7	9	1	
3	1	2	9	8	5	6	7	4
5	7	6	1	4	3	2	8	9
8	9	4	6	2	7	5	1	3

6주

▶ 6×6

1	5	4	3	6	2
2	3	6	1	5	4
3	6	1	4	2	5
5	4	2	6	3	1
6	1	5	2	4	3
4	2	3	5	1	6

3	2	6	4	5	1
1	4	5	6	2	3
4	5	2	3	1	6
6	1	3	5	4	2
5	6	1	2	3	4
2	3	4	1	6	5

▶ 9×9

9	1	6	4	2	7	3	8	5
2	4	3	1	8	5	7	9	6
8	5	7	3	9	6	4	1	2
4	3	2	6	1	8	5	7	9
7	9	1	5	4	2	8	6	3
5	6	8	7	3	9	2	4	1
3	2	9	8	6	4	1	5	7
6	7	4	2	5	1	9	3	8
1	8	5	9	7	3	6	2	4

4	9	3	5	2	8	7	6	1
8	5	7	1	6	3	9	4	2
1	6	2	9	7	4	3	8	5
7	8	9	3	4	1	5	2	6
6	4	2	9	5	8	1	7	
5	2	1	6	8	7	4	3	9
3	7	6	8	5	2	1	9	4
2	1	5	4	3	9	6	7	8
9	4	8	7	1	6	2	5	3

7주

▶ 6×6

2	6	4	3	5	1
3	1	5	2	6	4
4	2	1	5	3	6
6	5	3	1	4	2
5	4	2	6	1	3
1	3	6	4	2	5

1	2	6	3	4	5
4	5	3	1	2	6
3	1	4	5	6	2
2	6	5	4	1	3
6	3	1	2	5	4
5	4	2	6	3	1

▶ 9×9

2	4	8	1	9	3	6	7	5
9	3	5	6	8	7	4	1	2
6	1	7	5	2	4	3	8	9
3	8	4	2	1	5	9	6	7
7	2	1	9	3	6	8	5	4
5	9	6	7	4	8	2	3	1
8	7	3	4	5	9	1	2	6
4	5	2	8	6	1	7	9	3
1	6	9	3	7	2	5	4	8

8	4	3	2	5	1	6	7	9
7	2	6	3	8	9	4	1	5
9	1	5	7	6	4	3	8	2
4	6	8	5	3	7	2	9	1
3	5	1	9	2	8	7	6	4
2	9	7	4	1	6	8	5	3
5	8	4	1	7	3	9	2	6
6	3	2	8	9	5	1	4	7
1	7	9	6	4	2	5	3	8

8주

▶ 6×6

2	6	1	5	3	4
4	3	5	1	2	6
5	2	6	4	1	3
1	4	3	2	6	5
3	5	2	6	4	1
6	1	4	3	5	2

2	5	3	6	1	4
1	4	6	2	3	5
6	2	5	1	4	3
3	1	4	5	2	6
5	3	2	4	6	1
4	6	1	3	5	2

▶ 9×9

1	5	3	6	8	7	4	2	9
6	9	7	2	4	5	3	8	1
2	8	4	3	9	1	5	7	6
9	2	1	7	5	4	8	6	3
3	6	8	1	2	9	7	4	5
7	4	5	8	3	6	1	9	2
4	3	6	5	7	2	9	1	8
5	7	2	9	1	8	6	3	4
8	1	9	4	6	3	2	5	7

8	5	9	6	3	1	2	4	7
4	7	3	9	2	8	5	6	1
1	2	6	5	7	4	9	8	3
5	6	8	4	1	3	7	2	9
3	1	7	2	8	9	4	5	6
2	9	4	7	6	5	3	1	8
9	3	5	8	4	6	1	7	2
6	4	2	1	9	7	8	3	5
7	8	1	3	5	2	6	9	4

9주

▶ 6×6

4	2	3	6	5	1
5	1	6	4	2	3
6	5	4	1	3	2
2	3	1	5	4	6
3	6	5	2	1	4
1	4	2	3	6	5

3	6	1	5	2	4
5	2	4	3	6	1
6	1	3	2	4	5
2	4	5	6	1	3
1	3	6	4	5	2
4	5	2	1	3	6

▶ 9×9

3	2	9	7	6	1	5	4	8
6	5	8	3	4	2	9	1	7
7	1	4	5	8	9	6	2	3
1	3	2	4	9	7	8	5	6
8	4	5	2	3	6	1	7	9
9	7	6	8	1	5	2	3	4
5	9	3	1	7	8	4	6	2
4	6	1	9	2	3	7	8	5
2	8	7	6	5	4	3	9	1

3	1	4	8	7	6	5	9	2
2	9	6	3	5	1	7	8	4
8	5	7	2	4	9	1	3	6
4	7	2	5	8	1	9	6	3
9	8	3	7	6	4	2	1	5
1	6	5	2	9	3	4	7	8
7	3	1	6	5	2	8	4	9
5	4	9	1	3	8	6	2	7
6	2	8	9	4	7	3	5	1

뇌 훈련 게임 : 십자말풀이 답안지

1주

	마					
아	스	트	라	제	네	카
	크					
			돌			재
슈	퍼	전	파	자		언	택	트
			감			근
			염			무
		침		오	토	바	이
		방				
우	울	증		거	리	두	기

2주

분			멸			
리			종	자	은	행
해	수	면				
	거		온	실	가	스
					원	
	생				자	
	태	양	광	발	전	력
	계					사
				자		막
			지	구	온	난	화
미	세	먼	지		책	

3주

				탈	레	반
	수	에	즈	운	하	
		볼				쿼
		라				드
			부		양	
일	본		에	르	도	안
국			카			
양		오				
제		성		미	얀	마
		홍	콩			
		기				

4주

배	드	민	턴			유
	리			태	권	도
	블					
		레				
	봅	슬	레	이		피
		링		스		겨
			핸	드	테	니	스
오	프	사	이	드		로	케
	랑		볼			이
	스				드	팅

5주

전				믹		
국	자		참		서	
	레	식	기	세	척	기
	인		름			
	지			숟	가	락
				위		
	마	요	네	즈		
	가					
	린		김	치	냉	장	고
				독		
				대	파	

6주

	아					원
	나	무	늘	보		숭
	콘					이
	다			돌	고	래
					릴	
코					라	
알	파	카		얼	룩	말
라						똥
		코	뿔	소		구
		끼			너	구	리
		리				

7주

	대	나	무			
		전		사	과	
		칠			메	
		기		도	자	기
감	귤		오	징	어	
		고	인	돌		
			삼			
		치		호	두	과	자
		즈				

8주

	호	미		이		
		나		모	내	기
		리		작		
					배	
비		고	랭	지	추	수
료		추		렁		
				이		도
		하				리
기	우	제				깨
		스		비		
				트	랙	터

9주

						탕
	모	짜	렐	라		음	료	수
		장		조		육
		면		기		
햄	버	거			케	이	크
김	치			돈	가	스
부					파	
각					게	
			삼	겹	살	티

104